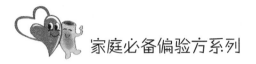

家庭必备偏验方系列

男科疾病偏验方

主编 浩云涛 石 磊

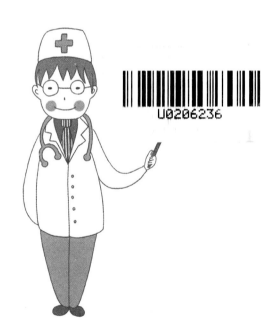

U0206236

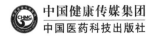

中国健康传媒集团
中国医药科技出版社

内容提要

本书收载了大量治疗男科疾病的有效中药偏方和食疗偏方，每方包括组成、制法用法和功效。其内容丰富，选材方便，用法详细，功效突出。全书收录了阳痿、遗精、早泄、阳强，男性不育等10种男科疾病的偏方验方。供临床男科医生、男科疾病患者选用。

图书在版编目（CIP）数据

男科疾病偏验方 / 浩云涛，石磊主编 . — 北京：中国医药科技出版社，2017.5
（家庭必备偏验方系列）
ISBN 978-7-5067-8885-4

Ⅰ . ①男… Ⅱ . ①浩… ②石… Ⅲ . ①男性生殖器疾病－土方－汇编 Ⅳ . ① R289.5

中国版本图书馆 CIP 数据核字（2016）第 310915 号

美术编辑 陈君杞
版式设计 也 在

出版 **中国健康传媒集团** | 中国医药科技出版社
地址 北京市海淀区文慧园北路甲 22 号
邮编 100082
电话 发行：010 - 62227427 邮购：010 - 62236938
网址 www.cmstp.com
规格 880 × 1230mm $\frac{1}{32}$
印张 6 $\frac{3}{4}$
字数 146 千字
版次 2017 年 5 月第 1 版
印次 2019 年 9 月第 2 次印刷
印刷 三河市百盛印装有限公司
经销 全国各地新华书店
书号 ISBN 978-7-5067-8885-4
定价 **28.00 元**

获取新书信息、投稿、为图书纠错，请扫码联系我们。

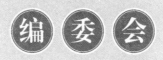

编委会

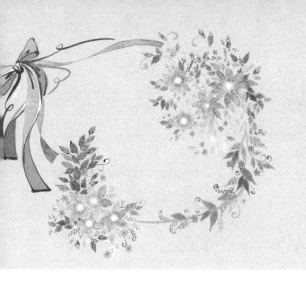

前　言

  古人有"千方易得，一效难求"的说法。《内经》有"言病不可治者，未得其术也"。"有是病，必有是药（方）"。对于一些家庭常见疾病，一旦选对了方、用对了药，往往峰回路转，出现奇迹。

  本丛书包括：呼吸疾病、消化疾病、糖尿病、高血压、心血管疾病、高脂血症、痛风、肝病、肾病、肿瘤、风湿性疾病、男科疾病、妇科疾病、儿科疾病、美容养生、失眠、疼痛、五官科疾病，共计 18 分册。每册精选古今文献中偏验方几百首，既有中药内服偏验方，又有中药外用偏验方和食疗偏方。每首偏验方适应证明确，针对性强，疗效确切，是家庭求医问药的必备参考书。

  本套丛书引用、收集了民间流传、医家常用以及一些报刊、书籍所载的偏验方，并以中医药理论为依据，以辨证施治为原则，依托中医证型，进行分门别类，去粗存精，避免了众方杂汇、莫衷一是的弊端，使之更加贴近临床，贴近患者，贴近生活，以期达到读之能懂、学以致用、用之有效的目的。

  本书收载了大量治疗男科疾病的有效内服偏验方和外用偏验

方，每方包括组成、制法用法和功效主治。其内容丰富，用料采集方便，制作介绍详细，用法明确。

　　需要提醒的是，偏验方只是辅助治疗的手段，并且因患者病情分型不同，治疗也会大相径庭，若辨证错误，结果可能会适得其反。所以，强烈建议读者在使用书中偏验方时务必在医生指导下使用，并且使用时间的长短由医生来决定。由于我们的水平和掌握的资料有限，书中尚存一些不尽善美之处，敬请广大读者批评指正。

编者

2016 年 10 月

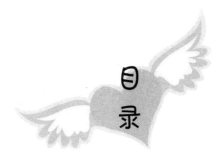

目录

第一章 阳痿 / 1

第二节　外用偏验方　/　26

一、敷贴偏验方　/　26

二、药浴偏验方　/　27

三、火疗偏验方　/　28

第二章　遗精　/　30

第一节　内服偏验方　/　31

一、中药内服偏验方　/　31

二、菜肴药膳偏验方　/　41

第三章 早泄 / 59

第六章　血精　/　110

第七章 不射精 / 123

第八章 不育症 / 137

第九章　性欲低下　／　161

第十章　男性更年期综合征　/　179

第一章　阳痿

阳痿是指阴茎不能勃起，虽勃起但勃起不坚，或勃起不能维持，以致不能完成性交的性功能障碍。可分为器质性阳痿和心理性阳痿。与中枢神经失调所致的性神经衰弱，神经官能症和精神关系密切。中医学认为，本病多因情志不遂，肝胆湿热，肾气亏虚等，致使宗筋弛纵所引起。

中医阳痿的主要辨证分型

1. 肝气郁结证

主要证候：交媾时阴茎勃起不佳，或性生活前戏过程中，阴茎勃起尚可，但欲交接时则见萎软；或平素独处时阴茎勃起良好，或针对不同的性伴而勃起质量存在很大差异，情怀抑郁，精神不悦，多疑善虑，胸闷善太息，夜寐梦多，舌质暗红，苔薄白，脉弦细。

2. 湿热下注证

主要证候：有性欲要求，但阴茎痿软，或勃起不坚之时，尿道口即有淡黄色黏液流出，旋即阴茎复又萎软，阴囊潮湿，或见湿痒、臊臭，口中黏苦，胸中烦热，或遗精、早泄，或见血精、射精疼痛，小便黄赤，尿后余沥；舌苔黄腻，脉滑数或弦数。

3.瘀血阻滞证

主要证候：阴茎勃起不良，伴有勃起胀、刺痛，少腹、会阴、腰骶部疼痛，睾丸、阴茎根部坠胀，或伴有精索静脉曲张、慢性前列腺炎、附睾炎等，舌质青紫或有瘀点，脉沉涩。

4.痰湿内盛证

主要证候：阴茎萎软，勃起迟缓、不良，素体肥胖，体倦易疲，晨起痰多，头晕目眩，肢体困重，或见胸闷、恶心，口中黏腻，舌淡苔白腻，脉沉滑或弦滑。

第一节　内服偏验方

一、中药内服偏验方

补肾壮阳丸

【组成】人参、淫羊藿、肉苁蓉、枸杞子各 30g。

【制法用法】共为细末，炼蜜为丸，每粒 2g，每次 1 粒，日服 2~3 次。或用白酒 500ml 浸泡 2 周后，每次 5~10ml，每次服 2~3 次。

【功效主治】益精气、补真阳。主治阳痿。

扶阳起痿汤

【组成】白术 15g，当归、枸杞、附片、茯神各 9g，鹿胶、锁阳、枣仁各 6g，骨碎补 4.2g，熟地炭 12g，荔枝核 3g。

【制法用法】水煎服。每日 1 剂，分 2 次服。

【功效主治】补肾，阴阳双补。主治阴阳两虚而致的阳痿。

淋中益气汤

【组成】黄芪、炙甘草各 15g，人参、白术、陈皮、柴胡各 10g，鹿角霜、菟丝子各 9g。

【制法用法】水煎服。每日 1 剂，分 2 次服。

【功效主治】益气、滋阴、通阳。主治阳痿。

淫羊藿壮阳汤

【组成】淫羊藿、覆盆子、枸杞、补骨脂各 15g，炒杜仲、葳蕤各 25g。

【制法用法】水煎服。日 2 次。

【功效主治】补肾阳、强筋骨。主治性欲低下，阳痿。

柴胡胜湿汤

【组成】龙胆草 3g，柴胡、羌活、黄柏、麻黄根、苍术各 5g，茯苓、泽泻、当归、防己、萆薢各 10g，苡仁 15g。

【制法用法】水煎服。每日 1 剂，分 2 次服。

【功效主治】解表、除下焦湿热。主治湿热下注之阳事不振。

理气通阳汤

【组成】橘核、柴胡、枳壳、白芍各 10g，蛇床子、韭菜子各 12g，薤白、王不留行各 9g，伸筋草 15g。

【制法用法】水煎服。每日 1 剂，分 2 次服。

【功效主治】疏肝理气。主治肝气郁结之阳痿。

培元汤

【组成】女贞子 18g，枸杞子、锁阳各 15g，菟丝子、山萸肉、补骨脂、淫羊藿、巴戟天各 12g。

【制法用法】水煎服。每日 1 剂，分 2 次服。

【功效主治】补肾涩精。主治肾精亏损之阳痿。

宣志汤

【组成】茯苓、生枣仁、山药各 15g，白术、当归、巴戟天各 10g，菖蒲、甘草、远志、柴胡、人参各 3g。

【制法用法】水煎服。每日 1 剂，分 2 次服。

【功效主治】补肾涩精。主治阳痿。

回春灵 1 号方

【组成】柴胡、郁金、熟地各 10g，枸杞子、菟丝子、肉苁蓉、蛇床子各 15g，淫羊藿 20g。

【制法用法】水煎服。每日 1 剂，分 2~3 次服。

【功效主治】疏肝补肾。主治阳痿。

培淋肾阳汤

【组成】山药、枸杞、生地、熟地各 15g，山萸肉、龟胶、沙参、麦冬、苁蓉各 10g。

【制法用法】水煎 2 次。1 日服 1 剂，1 个月为 1 疗程。

【功效主治】补益肝肾、收敛固脱。主治阳痿。

九蜂补中汤

【组成】九香虫、女贞子、露蜂房各 10g，黄芪、补骨脂、白术各 15g，人参 5g。

【制法用法】上药加水煎熬。每日 1 剂，早晚 2 次分服。

【功效主治】补脾健胃、补肾壮阳。主治阳痿。

助气仙丹

【组成】人参、杜仲各 15g，当归、补骨脂、山药各 10g，茯苓 6g。

【制法用法】水煎服。每日 1 剂，分 2 次服。

【功效主治】补肾气。主治阳痿。

无价丹

【组成】人参、海马、鹿茸各等份。

【制法用法】上诸药研制成丸。1 日 2 次，1 次 2 丸，温开水送服。

【功效主治】补肾壮阳。主治阳痿。

淫羊藿方

【组成】淫羊藿 100g，巴戟天、胡芦巴、补骨脂、菟丝子、枸杞、熟地各 60g，乌药 30g。

【制法用法】上药共研末炼蜜为丸如梧桐子大，早晚各服 10g，淡盐汤送下，或水煎服。

【功效主治】补肾阳、强筋骨。主治阳痿。

狗肾汤

【组成】黄狗肾粉（冲）5g，淫羊藿 30g，仙茅、菟丝子、肉苁蓉、锁阳各 15g，蛇床子 12g，炮附子 10g，蜈蚣 3 条。

【制法用法】水煎服，每日 1 剂。

【功效主治】补肾固精。主治阳痿。

芝麻河车丸

【组成】早稻米 250g，黑芝麻 50g，紫河车（胎盘）2 具。

【制法用法】紫河车焙炒，与上药共研细末，和蜜为丸。晨服 15g，淡盐汤送服。

【功效主治】补肾益精、益气养血。主治阳痿。

黄芪党参当归方

【组成】黄芪、党参、当归各 30g，怀牛膝 15g。

【制法用法】水煎服。

【功效主治】清热利湿、补肾。主治阳痿。

葛根川断方

【组成】葛根、川断、伸筋草、桑螵蛸、知母、巴戟肉、蛇床子各 9g，山药、覆盆子、狗脊各 12g，远志 6g，阳起石 15g。

【制法用法】水煎服。

【功效主治】升阳健肾。主治阳痿。

振阳丸

【组成】补骨脂（炒）120g，菟丝子 120g，胡桃肉 45g，沉香（研末）6g。

【制法用法】共为粗末，炼蜜为丸如赤小豆大。每服 20~30丸，食前盐汤或温黄酒送服，每日 3 次，须常服。

【功效主治】补肾壮阳。主治阳痿。

鹿茸粉

【组成】鹿茸 10g。

【制法用法】水煎或研末（每次 1~1.5g）服，日 3 次。

【功效主治】滋补强壮。主治阳痿。

猪子宫肠末

【组成】老母猪子宫肠。

【制法用法】瓦上焙干研末，烧酒冲服 10~15g，连服 3~5 天。

【功效主治】温肾补肾。主治阳痿。

冬麻雀

【组成】冬麻雀 5 只。

【制法用法】将麻雀去肠肚洗净，煮熟食之，常食效好。

【功效主治】壮阳补肾。主治阳痿。

兴阳止痛汤

【组成】蜈蚣（研末）2 条，防风 15g。

【制法用法】煎汤 1 次服下。

【功效主治】固肾补阴。主治阳痿。

蜈蚣归芍丸

【组成】蜈蚣 15~20 条，当归 45g，白芍 45g，甘草 45g。

【制法用法】先将当归、白芍、甘草、蜈蚣研细末混匀，分为 30 包或制成丸，早晚各服 1 次，每次 1 包，15 天 1 疗程。

【功效主治】温阳补肾。主治阳痿。

二、菜肴药膳偏验方

糖糟虾米

【组成】鲜虾 30g，白酒 100g，酱油 9g，白糖 15g。

【制法用法】将虾米去头去尾，备用。将白酒、酱油、白糖和匀入容器；将生虾放入内，浸泡 15 分钟，即可食虾仁。空腹或以酒下。

【功效主治】补肾虚。适用于阳痿。

杜仲爆羊腰

【组成】杜仲 15g，五味子 6g，羊腰 500g，葱姜、料酒、酱油、芡粉汁、素油各适量。

【制法用法】将杜仲、五味子加水适量煎煮 40 分钟，去渣，加热浓缩成稠液，备用；羊腰洗净，去筋膜臊腺，切成腰花，以芡粉汁裹匀，再以素油加热爆炒，至嫩熟，调以杜仲等的浓缩稠液、酱油、姜、葱、料酒等出锅。分顿食用。

【功效主治】滋补强壮、收敛固涩。适用于阳痿。

韭菜炒羊肝

【组成】韭菜 100g，洗净切段羊肝 120g 切片。

【制法用法】铁锅急火炒羊肝（适量食油、食盐、味精），待羊肝炒至八成熟，放入韭菜共炒，熟后食用。佐餐食用。

【功效主治】壮阳补肾。适用于阳痿。

炒鳝鱼丝

【组成】鳝鱼丝 180g，芹菜、洋葱、水发玉兰片各 15g，酱油

2.1g，黄酒 4g，白糖 2g，味精 0.3g，湿团粉 12g，香菜 6g，高汤、猪油、花生油各 30g，胡椒面 0.3g。

【制法用法】将鳝鱼丝切成 1 分宽，1 寸半长的细丝；芹菜、洋葱、水发玉兰片切成 3.3cm 长细丝。将花生油倒入炒勺中，在旺火上烧开；放入鳝鱼丝，炸半分钟；即放入洋葱，芹菜和玉兰片丝。炸约 10 分钟，迅速捞出，倒出余油。接着再把炒勺放在旺火上，加入猪油烧热，放入刚捞出的各种原料，炒一下，放入酱油、黄酒、白糖、味精、胡椒面、高汤、湿团粉，再连续翻炒几次，随即倒入盘内，将香菜末放在盘子边沿即成。佐餐服食。

【功效主治】补肾壮阳。适用于阳痿。

韭菜炒鲜虾

【组成】韭菜 150g，鲜虾 240g，味精、菜油适量。

【制法用法】将韭菜切成 3cm 长的段，备用。鲜虾去壳，备用。将锅烧热，放入菜油，待油泡化尽即可倒入韭菜、鲜虾，反复翻炒，撒下味精、食盐，炒匀即可起锅，加少许白酒更佳。佐餐服食。

【功效主治】壮阳补肾。适用于阳痿。

生地全鸡

【组成】乌骨鸡一只、生地黄 250g，饴糖 150g。

【制法用法】生地黄切丝与饴糖拌匀后放入全鸡腹中，再将全鸡放瓷碗内，置入电锅中，蒸至熟透即可。佐餐服食。

【功效主治】滋阴清热、补血益肾。适用于阳痿。

酒煮虾

【组成】当归 25g，红枣 20 枚，鲜虾 500g，鸡肉 100g，玫瑰露酒适量。

【制法用法】将当归、红枣、鸡肉洗净，加适量水熬煮成汤，浇玫瑰露酒放入锅内烧开待食用时在将虾放入汤内涮熟。佐餐服食。

【功效主治】壮阳补肾。适用于阳痿。

青虾鸡蛋炒韭菜

【组成】青虾 250g，鸡蛋 2 个，韭菜 100g，素油、黄酒、姜丝、醋、盐适量。

【制法用法】将材料洗净，青虾及韭菜要切段，鸡蛋要打匀，锅内下油，待油热之后炒鸡蛋、青虾，并放入所有预备之调味料，最后加韭菜稍炒片刻即可。佐餐服食。

【功效主治】壮阳补肾。适用于阳痿。

三、粥汤药膳偏验方

肉桂粥

【组成】肉桂末 1~2g，粳米 100g。

【制法用法】用砂锅将粳米煮成粥，然后加入肉桂末调匀，再用文火煮至粥稠即可。每天早晚各温服 1 次。食前可加适量蜜糖调味。

【功效主治】壮阳滋阴。适用于肾阳不足引起的阳痿。

仙人粥

【组成】制何首乌 30~60g，粳米 60g，红枣 3~4 枚，红糖适量。

【制法用法】将制首乌煎取浓汁，去渣，同粳米、红枣同入砂锅内煮粥，粥将成时，加入红糖或冰糖少许以调味，再煮沸即成。可每天 1~2 次，服 7~10 天为 1 个疗程，间隔 5 天再服，也可随意食用，不受疗程限制。

【功效主治】补肝肾、益精血。适用于阳痿。

【注意】大便泄泻者忌服。服时忌葱蒜。勿用铁锅煎煮。

枸杞羊肉粥

【组成】枸杞叶250g，羊肾1只，羊肉100g，葱白2茎，粳米100~150g，细盐少许。

【制法用法】将新鲜羊肾剖洗干净，去内膜，切细；再把羊肉洗净切碎；枸杞叶煎汁去渣，同羊肾、羊肉、葱白、粳米一起煮粥。待粥成后，加入细盐少许，稍煮即可。每日1~2次，温热服。

【功效主治】滋阴壮阳。适用于阳痿。

山药粥

【组成】山药200g，糯米120g。

【制法用法】山药洗净去皮后切成碎块，糯米涤净，单独放入锅中，加适量水烧开等糯米煮到半熟时，加入山药碎块，搅匀煮熟即可食用。佐餐服食。

【功效主治】滋阴补肾。适用于阳痿。

银耳粥

【组成】银耳3g，白米50~100g，冰糖依个人口味适量。

【制法用法】将银耳、白米洗净，放入锅内共煮，待煮熟时放入冰糖即可食用。每日1次。

【功效主治】滋阴补肾。适用于阳痿。

泥鳅汤

【组成】泥鳅200g，虾50g。

【制法用法】将泥鳅放清水中，滴几滴植物油，每天换清水，让泥鳅吃油及清水后，排去其肠内粪物。把泥鳅和虾共煮汤，加调味品，即可食用。可随意服食。

【功效主治】补肾益精。适用于阳痿。

猪腰子汤

【组成】猪腰子一对，枸杞子 25g，豉汁两匙，葱、盐、花椒等调味料适量。

【制法用法】将猪腰子去膜、洗净、切片；洗净枸杞叶，用豉汁将所有材料拌匀；加入葱、盐、花椒等调味料煮成羹或汤类。空腹食用。

【功效主治】滋阴补肾、益精血。适用于阳痿。

当归羊肉汤

【组成】去骨羊肉 500~1000g，当归 50g，生姜片 50g。

【制法用法】羊肉洗净，并以清水煮熟后捞出重新将羊肉放锅中，加入当归、枸杞、姜片煮至烂熟。每日早晚各服 2 大匙。

【功效主治】益精血、补肾虚。适用于阳痿。

去浊增势汤

【组成】白蔻仁 6g，桃仁 12g，薏仁 20g，化橘红 15g，半夏 15g，橘络 6g，海藻 15g，补骨脂 15g，潼蒺藜 12g，川断 15g，怀牛膝 15g，丹参 30g，生山楂 25g。

【制法用法】水煎服。每日 1 剂，连服 30 天为一疗程，休 10 天，行第二疗程。

【功效主治】补脾健胃、补肾壮阳。适用于阳痿。

白羊肾羹

【组成】肉苁蓉 50g，荜茇、草果、胡椒各 10g，陈皮 5g，白羊肾 2 对，羊脂 200g，食盐、葱、酱油、酵母粉各适量。

【制法用法】将白羊肾、羊脂洗净，放入铝锅内；中药装入纱布袋，放入锅内；加水适量，大火煮沸，慢火炖熟；待羊肾熟透，加入葱、食盐、酵母粉，如常法作羹。吃羊肾喝羹。

【功效主治】补肾阳、益精血。适用于阳痿。

海参羹

【组成】水发海参 180g，猪腿肉片、笋片各 30g，水发冬菇 9g，熟火腿末 3g，调料适量，白汤 240ml。

【制法用法】先把海参放入水中洗净，切成小丁。将笋片，猪腿肉，冬菇切成指甲形薄片，水锅烧滚，投入海参，上下翻动，捞出沥干。炒锅置旺火上，加入猪油，6g，烧熟，投入葱、姜爆炒至焦，放入白汤，用漏勺捞出姜，葱；加入肉片，用手勺搅散至断红，加入海参、冬菇、笋、盐、味精及黄酒烧滚，洒上湿淀粉，用手勺推拌均匀，着成薄芡，加入米醋、胡椒粉拌和，出锅装碗，洒上火腿末。可随意服食。

【功效主治】益精血、补肾虚。适用于阳痿。

四、药茶偏验方

羊藿茯苓茶

【组成】淫羊藿 40g，茯苓 20g，枣 3 个。

【制法用法】将上药混合后，加入 630ml 的水，以微火煎，煎至剩下 180ml 的汤时取出。每天服少许。

【功效主治】益精血、补肾阳。适用于阳痿。

人参茶

【组成】生晒参 3g。

【制法用法】将人参洗净，干燥，切成薄片，放入保温杯内，用沸水泡 30 分钟。空腹时饮用，饮完后加水再泡，最后将人参嚼碎吃下。

【功效主治】益血补肾。适用于阳痿、早泄。

五子强壮茶

【组成】菟丝子、枸杞子各 250g，覆盆子 125g，车前子 60g，五味子 30g。

【制法用法】将所有材料研磨成粗末之后，放入渗透茶袋中，冲以 1000ml 热水闷泡 15 分钟后即可饮用。每日 1 剂，温服。

【功效主治】滋阴壮阳。适用于阳痿、早泄。

人参壮阳茶

【组成】人参 9g，茶叶 3g。

【制法用法】上 2 味加水 500ml 煎汤。每日 1 剂，温服。

【功效主治】益血补肾。适用于阳痿不举。

壮阳茶

【组成】红茶 30g，白矾（玉米籽大）1 小块。

【制法用法】将白矾放入红茶内，用沸水冲泡 1 碗，泡 10 分钟即可。每晚 1 剂，1 次服完。

【功效主治】补肾壮阳。适用于阳痿。

淫羊藿茶

【组成】淫羊藿 20g。

【制法用法】上药煎煮或沸水冲泡。代茶长期饮用。

【功效主治】强筋骨、补肾阳。适用于阳痿、早泄、遗精。

核桃速溶茶

【组成】核桃仁 500g，藕粉 100g，白糖 500g。

【制法用法】选用新核桃仁，用文火炒焦，磨细，将核桃仁粉、藕粉、白糖混合均匀，贮藏备用。饮用时，取数匙，开水冲沏，边冲边搅拌即可。代茶饮用。

【功效主治】养血补肾。适用于阳痿。

五、药酒偏验方

淫羊藿酒

【组成】淫羊藿 200g，白酒 2000g。

【制法用法】将淫羊藿加工碎，装入布袋中，浸泡在白酒内，封固 3 天后，即可饮用。每晚睡前饮服 15~20ml。

【功效主治】补肾阳。适用于阳痿。

淫羊藿地黄酒

【组成】淫羊藿 62g，熟地 38g，白酒 1250ml。

【制法用法】将上药共碎细，纱布包贮，用酒浸于净器中，密封，勿通气，春夏 3 日，秋冬 5 日后便可开取饮用。每日随量温饮之，常令有酒力相续，但不得大醉。

【功效主治】滋肾阴、补肾阳。适用于阳痿。

仙茅龙眼酒

【组成】仙茅、淫羊藿、五加皮、龙眼肉各 30g，好白酒 2250ml。

【制法用法】将上药捣碎浸泡于白酒中，经 3 周后过滤即可。每日早、晚各饮服 30~60ml。若兼服葆真丸效果更佳。

【功效主治】补肾阳。适用于阳痿。

复方仙茅酒

【组成】仙茅、五加皮、淫羊藿各 100g，白酒 2000ml。

【制法用法】上药捣碎，装入布袋内，扎紧袋口，放入瓦坛内，倒入白酒，密封，置于阴凉干燥处。经常摇动。2 周后开封，去掉药袋，取酒饮之。每日早、晚各温饮 20~30ml。

【功效主治】补肾阳。适用于精冷阳痿。

【注意】外感发热，阴虚火旺者不宜服。不会饮酒或不宜饮酒者，可改用汤剂治疗，用量各 15g 左右。

四补酒

【组成】柏子仁 60g，肉苁蓉 60g，制何首乌 60g，牛膝 60g，白酒 2000g。

【制法用法】将上药切碎，装入纱布袋中，与白酒共置于容器中，春夏浸泡 10 日，秋冬浸泡 20 日，过滤即成。每日服 2 次，每次饮 20ml。

【功效主治】益精血、补肾阳。适用于阳痿、遗精。

海狗肾酒

【组成】海狗肾 60g，白酒 500ml。

【制法用法】将海狗肾捣烂，装入细布袋中，扎紧袋口，置于洁净的宽口瓶或瓦罐中，倒入白酒，密封，置于避光干燥处。经常摇动，7 日后饮用。每天早晚各服 20~30ml。

【功效主治】补肾阳。适用于阳痿。

【注意】阴虚火旺，骨蒸潮热，性欲亢盛者不宜服。

鹿血酒

【组成】鹿血 200g，白酒 1000ml。

【制法用法】鹿血以新鲜最佳，按量放在酒坛内，加入白酒，用筷子搅匀，静置约 24 小时，然后取上层澄清液，食用时在热水中加热至 50~60℃即可。每日 2 次，每次饮服 10~12ml。

【功效主治】强筋骨、补肾阳。适用于阳痿。

【注意】阴虚火旺或素有痰热者不宜用。

熟地酒

【组成】大熟地 250g，沉香（或檀香）30g，枸杞子 120g，白酒 3 公升。

【制法用法】将所有药材置于容器中，以白酒浸泡，封口 10 天后即可酌量饮用。每天 1 次。

【功效主治】补肾阴。适用于阳痿。

肚拉酒

【组成】肚拉（土败酱）、黄酒各适量。

【制法用法】将肚拉用香油炸后研末，每服取药末 3g，放入小碗；取黄酒 50~100ml 煮沸，冲入碗中，调匀温服。每日 1 次。

【功效主治】补肾阳。适用于阳痿。

二冬二地酒

【组成】菟丝子、肉苁蓉各 120g，天门冬、生地、熟地、山药、牛膝、杜仲、巴戟天、枸杞子、山萸肉、人参、白茯苓、五味子、木香、柏子仁各 60g，覆盆子、车前子、地骨皮各 45g，石菖蒲、川椒、远志肉、泽泻各 30g。

【制法用法】杜仲以姜汁炒，巴戟天去芯，上药共捣为粗末，用白夏布包贮，置于净器中，以 3000ml 好酒浸之，经 7~12 日后开取。每早、晚空腹服 1 小杯，可随饮随添酒，味薄即止。

【功效主治】补肾益精。适用于阳痿。

雪莲花酒

【组成】雪莲花 60g，白酒 500g。

【制法用法】将雪莲花全草泡入白酒中，瓶装密封，每日摇动数次。浸泡 7 天以后即可饮用。每日早、晚各 1 次，每次 10~15ml。

【功效主治】滋阴壮阳。适用于阳痿。

巴戟天酒

【组成】巴戟天、牛膝、石斛各 18g，羌活、当归、生姜各 27g，川椒 2g。

【制法用法】上 7 味，捣细，用酒 1000ml 浸于瓶中，密封，煮 1 小时，取下放冷备用。每温服 15~20ml，不拘时候，常常有酒力为好。

【功效主治】补肾助阳。适用于阳痿。

鹿茸酒

【组成】鹿茸 15g，於山药 30g，沙苑子 15g，优质白酒 500ml。

【制法用法】将鹿茸、山药研成粗末，与沙苑子一起装入绢袋内，扎紧袋口，置于瓷坛中，加入白酒，密封坛口。每日振摇 1 次，浸泡 7 天以上。每次饮用 20ml，每日 2 次。

【功效主治】补肾阳。适用于阳痿。

枸杞子人参酒

【组成】人参 10g，枸杞子 175g，熟地黄 50g，冰糖 200g，白酒 5 公升。

【制法用法】将人参切片、枸杞子去除杂质并把所有材料放入布包中；将冰糖熬煮融化后过滤，去渣留汁；将装药的布包、冰糖汁放渗透白酒中密封浸泡约两个星期后即可。酌量饮用，每日 1 次。

【功效主治】滋肾阴、益精血。适用于阳痿。

补肾延寿酒

【组成】杜仲 50g，川芎 40g，全当归、石斛各 100g，菟丝子 120g，熟地、泽泻、淫羊藿各 30g，白酒 1500ml。

【制法用法】将上药加工碎，用细纱巾袋盛之，扎紧口，再将白酒倒入净坛内，放入药袋，加盖密封，置于阴凉处，每天摇动数下，经 14 天后开封，去掉药袋，滤净贮入净瓶中备饮服。用时每日早、晚各服 1 次，每次饮服 15~20ml。

【功效主治】益精补肾。适用于阳痿。

【注意】腹满腹泻者不宜用。

巴戟菟丝酒

【组成】巴戟天、菟丝子各 25g，白酒 500g。

【制法用法】将上药加工碎，浸泡于酒中，封盖，经常振摇，置阴凉处，7 天后可开封饮用。每日 2~3 次，每次 10~15ml。

【功效主治】补肾助阳。适用于阳痿。

楮实助阳酒

【组成】楮实子（微炒）50g，制附子、川牛膝，巴戟天、石斛、大枣各 30g，炮姜、肉桂（去粗皮）各 15g，鹿茸（涂酥炙去毛）5g，醇酒 1000ml。

【制法用法】将上药共捣细碎，用夏布包贮，置于净器中，注酒浸之，封口，置阴凉处，每日摇动数下，8 天后取出药袋即成。每日早、晚各 1 次，每次空腹温饮 10ml。

【功效主治】补肾助阳。适用于阳痿。

淫羊藿苁蓉酒

【组成】淫羊藿 100g，肉苁蓉 50g，白酒（或米酒）1000ml。

【制法用法】将上药加工碎，浸入酒中，封盖，置阴凉处，每日摇晃数下，7 天后开封即可饮用。每日 3 次，每次 10~15ml。

【功效主治】补肾阳，强筋骨。适用于肾阳虚之阳痿。

杞地人参酒

【组成】枸杞子、熟地黄各 80g，红参 15g，茯苓 20g，首乌

50g，好白酒 1000ml。

【制法用法】将上 5 味药加工碎，与白酒共置于净瓷坛中浸渍，加盖密封。置阴凉处，隔日摇晃数次，经 14 天后开封即可饮用。每日早、晚各服 1 次，每次服 10~20ml。

【功效主治】补肾阴、益精血。适用于阳痿。

助阳益肾酒

【组成】枸杞子 20g，党参 20g，熟地黄 20g，沙苑子 15g，淫羊藿 15g，公丁香 15g，远志 10g，沉香 6g，荔枝肉 60g，白酒 1000g。

【制法用法】将上述诸药研碎，装细纱布袋中扎紧袋口放入酒坛内，注入白酒，加盖封置阴凉处浸泡 3 天，然后稍打开封袋，以文火煮沸 30 分钟，取下待稍冷后加盖放入凉水中去火毒，再密封浸泡，21 天后开封去药袋，过滤即成。早晚各服 1 次，每次 20ml。

【功效主治】滋阴补肾。适用于阳痿。

胡桃酒

【组成】胡桃仁 120g，小茴香 20g，杜仲 60g，补骨脂 60g，白酒 2000g。

【制法用法】将上药加工成小块，与白酒同置于容器中，密封浸泡 15 天即成。早晚各服 1 次，每次 20~30ml。

【功效主治】补肾壮阳、补脾健胃。适用于阳痿。

仙茅酒

【组成】仙茅 60g，白酒 500g。

【制法用法】将仙茅加工碎，置入净瓶中，倒入白酒，加盖封严，置阴凉处，每日摇晃数次，经 7 天后即可饮用。每日早、晚各 1 次，每次饮服 10~15ml。

【功效主治】补肾助阳、益精血、强筋骨。适用于阳痿。

九香虫酒

【组成】九香虫 40g，白酒 400ml。

【制法用法】将九香虫干燥拍碎，装入细布袋里，扎紧口，放入小坛里，倒入白酒浸泡 7 天即成。早、晚各服 1 次。每次服 10~20ml。

【功效主治】温肾壮阳。适用于阳痿。

巴戟天酒

【组成】巴戟天 60g，牛膝 60g，生地 40g，地骨皮 40g，麦冬 40g，防风 40g，黄芪 20g，肉苁蓉 20g，五味子 20g，甘草 6g，白酒 3000g。

【制法用法】将上药切成 1cm 大小的药块，与白酒一起置入容器内，密封浸泡 15 日后可服用。每日服 3 次，每次温服 15~30ml。

【功效主治】补肾助阳、强筋壮骨。适用于阳痿。

参杞酒

【组成】枸杞子、地黄各 100g，麦门冬 60g，杏仁 30g，人参 20g，白茯苓 30g。

【制法用法】将枸杞子、地黄、麦门冬 3 味分别取其汁，杏仁去皮尖煮汤，将杏仁、人参、白茯苓 3 味捣碎，与前 3 味同贮于净器之中，以酒 1500ml 浸泡，密封，经 7 月后开取，去渣备用。每日早晚各 1 次，饭前温饮 10ml。

【功效主治】滋阴、补肾虚。适用于阳痿。

脾肾两助酒

【组成】白术、青皮、生地、厚朴、杜仲、补骨脂、广陈皮、川椒、巴戟肉、白茯苓、小茴香、肉苁蓉各 30g，青盐 15g，黑豆 60g。

【制法用法】将白术土炒，厚朴、杜仲分别以姜汁炒，补骨脂、黑豆分别微炒，广陈皮去净白。上 14 味，共捣为粗末，白夏布或绢袋贮，置净器中，用高粱酒 3 斤浸，封口，春夏 7 日，秋冬 10 日后开取。每早、晚空心温服 1~2 杯。

【功效主治】益精补肾。适用于阳痿。

枸杞酒

【组成】甘州枸杞 60g，白酒 500ml。

【制法用法】将枸杞洗净，泡入酒内封固，浸 7 日，过滤即可。每次饮 1 小盅，睡前服。

【功效主治】补肾阴。适用于阳痿。

鹿茸山药酒

【组成】鹿茸 15g，山药 60g，白酒 1000ml。

【制法用法】将鹿茸、山药与白酒共置入容器中，密封浸泡 7 天以上便可服用。每服 15ml，日 3 次。

【功效主治】补肾阳。适用于阳痿。

地黄首乌酒

【组成】肥生地 400g，制何首乌 500g。

【制法用法】上药煮取浓汁，同曲 100g，黄米 2500g，如常法酿酒，密封，春夏 5 日，秋冬 7 日开口，容器中有绿汁，此为精华宜先饮，滤汁收贮备用。每日 3 次，每次 10~20ml。

【功效主治】补肝肾、益精血、强筋骨。适用于阳痿。

多子酒方

【组成】枸杞子、桂圆肉、核桃肉、白米糖各 250g，好酒 7000ml，糯米酒 500ml。

【制法用法】将上药共装细纱布袋内，扎口，入坛内，用好烧酒、糯米酒浸泡、封口，窨 3 周取出。每日服 2 次，每次 50~100ml。

【功效主治】补肾阴。适用于阳痿。

淫羊藿酒

【组成】淫羊藿 60g，补骨脂、当归、菟丝子各 30g，金樱子 150g，牛膝、川芎、巴戟天、小茴香、肉桂、杜仲各 15g，沉香 8g，白酒 4500ml。

【制法用法】将小茴香、补骨脂 2 味药炒至略黄，与其他药物共装入绢袋中，扎紧袋口，同白酒一起置入容器中，密封，隔水煮 3 小时，然后埋入地下 3 日，退去火气即成。早、晚各饮服 1 次，每次 20~30ml。

【功效主治】补肾壮阳。适用于阳痿。

淫羊藿地黄酒

【组成】淫羊藿 62g，熟地 38g，白酒 1250ml。

【制法用法】将上药共研细末，纱布包贮，用酒浸于净器中，密封，勿通气。春夏 3 日，秋冬 5 日后便可开取饮用。

【功效主治】补肾壮阳。适用于阳痿。

雄蚕蛾酒

【组成】雄蚕蛾 20 只，白酒 20ml。

【制法用法】有条件者选活雄蚕蛾，在热锅上焙干，研末备用。每日早、晚各 1 次，每次空腹时用白酒冲服雄蚕蛾末 3g，连服 15 天以上。

【功效主治】活血、补肾、壮阳。适用于阳痿。

巴戟二子酒

【组成】巴戟天、菟丝子、覆盆子各 15g，米酒 500ml。

【制法用法】将上药捣碎，用米酒浸泡 7 天，过滤即可服用。每日饮服 2 次，每次 1 小杯。

【功效主治】补肾益精。适用于阳痿。

第二节　外用偏验方

一、敷贴偏验方

敷脐法

【组成】五味子、炙黄芪各 6g，硫黄 3g，穿山甲（炮）2 片。

【制法用法】共研为细末，用大附子（重约 45g）1 个，挖空，将上药末装入，再将附子放 250ml 白酒中，微火煮附子至酒干，取出附子捣烂成膏。最后取麝香 0.3g，放入脐中，再用上药膏敷在上面，包扎固定，3 天取下。10 天敷药 1 次，一般 3~5 次可愈。

【功效主治】收敛固涩、益气补肾。主治阳痿。

药带法

【组成】巴戟、淫羊藿、金樱子、葫芦巴各 10g，阳起石 12g，柴胡 6g。

【制法用法】共研细面，做成药带，系于小腹部。5~7 天换药 1 次。

【功效主治】补肾阳。主治阳痿。

【注意】治疗期间忌房事。

敷贴法

【组成】大葱白带须 3~5 根。

【制法用法】将葱白洗净后捣烂（也可加入肉桂末 5g），炒热后，用薄白布包好，热敷于关元、中极穴处，注意不要过烫，以不损伤皮肤为宜。每日 1 次。

【功效主治】补肾阳。主治阳痿。

二、药浴偏验方

丁香汤

【组成】丁香、紫梢花、栾荆、蛇床子各 30g，苍术、杜仲各 60g。

【制法用法】上药粗捣筛，每用 16g，水 4500ml，同煎至 3000ml。每日 1 次。连脐腹丹田淋浴。

【功效主治】活血祛湿、补肾阳。主治阳痿。

淋洗法

【组成】蛇床子（炒令焦黄色）、百花草（烧烟尽为度）各62g，零陵香、藿香各31g。

【制法用法】上药粗捣筛，每天临卧时用药末18g，水5L，可煎沸趁温淋洗。每日1次。

【功效主治】补肾阳。主治阳痿。

【注意】暂避同房。

坐浴法

【组成】川芎、细辛各15g。

【制法用法】每晚水煎上药，坐浴20分钟。每日1次。

【功效主治】活血益气、补肾。主治阳痿。

【注意】忌房事100天，防止过劳受寒。

三、火疗偏验方

热烘疗法

【组成】淫羊藿、巴戟天、胡芦巴子、泽泻、石菖、柴胡各10g，茯神、山萸肉各12g，肉桂、附子各6g。

【制法用法】上药共研细末，将药粉铺在小腹部，然后盖上数层白布，再洒上酒和醋，点燃即可。若患者感觉热痛时，即用棉垫轻压，将火熄灭，约在1分钟后把热水袋放棉垫上保温，约隔4~5分钟，再加醋与酒精少许，重新点火，如此重复5~6次。每天治疗1次，10次为1疗程，病愈即停。

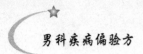

【功效主治】补肾阳。主治一切虚证阳痿。

玉茎回春散

【组成】淫羊藿 12g，巴戟天、川椒、蜂房、韭子各 10g，蜈蚣 1 条，麝香 0.1g，生姜 5~10 片，食盐 30g，麦面粉适量。

【制法用法】先将食盐、麝香分别研细末分放待用，再将其余诸药混合研成细末备用。嘱患者仰卧床上，首先以温开水调麦面粉成面条，将面条绕脐周围 1 圈（内径约 4~6cm），然后把食盐填满患者脐窝高出 1~2cm，接着取艾柱放入食盐上点燃灸之，连续灸 7 壮之后，把脐中食盐去掉，再取麝香末 0.1g，纳入患者脐中，再取上药末填满脐孔，上铺生姜片，姜片上艾灸 14 壮。每隔 3 天灸 1 次，连灸 7 次为 1 疗程。

【功效主治】滋补肾阳。主治阳痿。

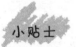小贴士

阳痿患者生活起居要点

1. 有手淫恶习者，必须彻底改正。

2. 节制情欲，房事有节，不可以妄为常。情志不舒，心情不快的情况下，不行房事，患病当中或本病初愈时，暂不行房事。

3. 夫妇感情要和谐，性生活中要互相体贴。

4. 阳痿患者的人格特征多是较敏感，情绪压抑，性格内向，腼腆，不善于表达自己的情感。

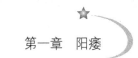

　　中医认为肝气不舒、情志郁结是造成本病的重要病机，忧、思、悲、恐、惊、怒都可引起本病。在特殊的时候，很小的情志刺激都可引起阳痿症状，单纯的药物治疗，很难获得满意的疗效，而各种各样的心理疗法日益丰富，大大提高了本病的临床疗效。

第二章 遗精

遗精是指以不因性交而精液自行泄出为主症的一种疾病。中医认为，遗精的基本病机包括两个方面，一是火邪或湿热之邪扰及精室；一是正气亏虚、精关不固。该病的治疗原则是邪实者以清泻为主；正虚者以补虚为主，对虚实夹杂者，又当清补兼施。遗精有梦遗与滑精之分，多因肾虚封藏不固，或君相火旺，湿热下扰精室所致。其中有梦而遗精的为梦遗；无梦而遗精，甚至清醒时精液流出的为滑精。青壮年偶有遗精，过后无任何不适，属于正常。现代医学的神经衰弱、前列腺炎、精囊炎等引起的遗精症，可参考本病辨证施治。

遗精的常见中医辨证分型如下。

1. 心肾不交

心烦多梦，梦而遗精，失眠健忘，体倦乏力，头晕目眩，精神不振，小便黄赤，舌质红，苔薄黄，脉虚数或虚涩。

2. 湿热下注

遗精频作，甚则精滑黏浊，阴囊湿痒，伴小便短赤，淋沥不尽，胸胁苦满，口苦纳呆，大便黏滞不爽，舌质红，苔黄腻，脉濡数。

3.脾虚不摄

遗精频作，劳则加重，甚则滑精，精液清稀，伴食少便溏，少气懒言，面色少华，身倦乏力，舌质淡，苔薄白，脉虚无力。

4.瘀血阻滞

遗精日久，少腹及会阴部胀痛不适，舌质暗红或有瘀斑，脉沉细涩。

第一节　内服偏验方

一、中药内服偏验方

山萸肉金樱子方

【组成】山萸肉、金樱子各30g，柴胡、枳壳、炒白芍、淡苁蓉、红枣各9g，甘草6g。

【制法用法】水煎。每日1剂，分2次服。

【功效主治】养阴固精。主治遗精。

麦冬生地方

【组成】麦冬、生地各15g，党参、黄柏各10g，砂仁、甘草各6g。

【制法用法】水煎。每日1剂，分2次服。

【功效主治】养阴固精。主治遗精。

生龙骨生牡蛎方

【组成】生龙骨、生牡蛎各24g，桂枝、白芍各9g，炙甘草、生姜各 6g，大枣 5 枚。

【制法用法】水煎服。日服 1 剂。

【功效主治】补肾涩精。主治遗精。

龙骨牡蛎方

【组成】煅龙骨、煅牡蛎（先煎）各 30g，生熟地各 20g，山萸肉、菟丝子、莲子心、肉桂、川连各 3g。

【制法用法】水煎。每日 1 剂。

【功效主治】养阴、补肾、固精。主治遗精。

黄芪党参芡实方

【组成】黄芪、党参、芡实各 15g，白术、茯苓、菟丝子、淫羊藿、枸杞子各 7.5g。

【制法用法】水煎。每日 1 剂，分 2 次服。

【功效主治】补阴、补肾、涩精。主治滑精。

附子生姜乌药方

【组成】附子、生姜、乌药、益智仁、百合各 10g，白术、白芍、山药各 12g，茯苓 15g。

【制法用法】水煎服。每日 1 剂。

【功效主治】回阳救逆、补火助阳。主治滑精。

秘精汤

【组成】金樱子、锁阳、芡实、沙苑子、莲须各 15g，煅龙骨、煅牡蛎各 10g，知母、黄柏各 7.5g。

【制法用法】水煎服。每日 1 剂。

【功效主治】固精缩尿。主治青少年遗精。

荷叶荷梗莲子方

【组成】荷叶 30g，荷梗、莲子各 25g，莲房、莲心各 10g。

【制法用法】前 4 味同晒干，后 1 味单独晒干，研为细末，共调匀。早晚各 5g，空腹，开水送服，5 天为 1 疗程。

【功效主治】清热、安神。主治夜梦遗精。

桂枝白芍附子炙甘草方

【组成】桂枝、白芍、附子、炙甘草各 6g，生姜 3 片，大枣 4 枚，龙骨 15g。

【制法用法】水煎服。每日 1 剂。

【功效主治】助阳、通阳、固精。主治遗精。

锁阳蛋汤

【组成】锁阳、金樱子、生首乌各 20g。

【制法用法】加水煎 30 分钟，取头汁及二汁相合，入鸡蛋 4 个，待蛋稍沸几下，打开蛋壳，继煮 20 分钟。每晚食一蛋，饮其汤，连续服 4 个晚上。

【功效主治】补肾、益精。主治遗精。

韭菜子

【组成】韭菜子 10g，黄酒适量。

【制法用法】水煎。黄酒送服，日服 2 次。

【功效主治】补肝肾、助阳、固精。主治无梦遗精。

龟甲龙骨牡蛎汤

【组成】龟甲 24g，广牡蛎、龙骨、阿胶（蒸化兑）各 15g。

【制法用法】水煎服。每日 1 剂。

【功效主治】滋阴潜阳、益肾强骨。主治遗精。

牡蛎丸

【组成】牡蛎适量。

【制法用法】砂锅内煅，醋淬 7 遍为末，醋糊丸，如梧子大。每日 1 次服 50 丸，空心盐汤下。

【功效主治】补肾阳虚。主治遗精。

清心丸

【组成】黄柏 200g，冰片 4g。

【制法用法】共碾细末，面糊为丸。每次服 6g，每天 3 次。

【功效主治】清热燥湿、补肾。主治遗精。

利湿固精汤

【组成】金樱子、萹蓄各 30g。

【制法用法】水煎。每剂分 2 日服，每日 2 次。

【功效主治】固精、涩精。主治遗精。

荷叶汤

【组成】荷叶（鲜品加倍）50g。

【制法用法】研末。每服 5g，每日早晚各 1 次，热米汤送服。

【功效主治】升发清阳。主治梦遗滑精。

韭菜子补骨脂汤

【组成】韭菜子 30g，补骨脂 30g。

【制法用法】捣碎共研为末。白水送服，每服 9g，日 3 次。

【功效主治】补肝肾、助阳、固精。主治遗精。

海螵蛸五倍子散

【组成】密陀僧、五倍子各 3g，海螵蛸 4g。

【制法用法】上药共研极细末，筛去粗末备用。每晚临睡前，用少许撒龟头上，如果包茎，即用凡士林少许擦龟头上，微润后，再撒药末，其夜精可不遗。

【功效主治】利湿、固精。主治遗精。

桑螵蛸散

【组成】桑螵蛸 30 个，白糖 9g。

【制法用法】用桑螵蛸烧炭，研成末，加入白糖调匀。每晚临睡 1 次服完，连服 3 天。

【功效主治】固精缩尿、补肾助阳。主治梦遗，滑精。

鸡蛋壳柏叶治汤

【组成】鸡蛋壳 30g，柏叶 20g，甘草 6g。

【制法用法】水煎服。每日 2 次。

【功效主治】祛湿、散肿、涩精。主治遗精。

蓝布正方

【组成】蓝布正根 31g，胡椒 15 粒。

【制法用法】上药蒸仔鸡1只。内服，1次服完。

【功效主治】益气健脾、补血养阴。主治遗精。

补肾涩精汤

【组成】枸杞子、菟丝子、鹿茸、五味子各10g，怀山药、白莲子各15g。

【制法用法】水煎。每日1次，温服。

【功效主治】补肾涩精。主治梦遗滑精。

止遗丸

【组成】龙胆草、川柏、紫荆皮各10g，石膏15g。

【制法用法】上药共为细末，面糊为丸。每日每次3g。

【功效主治】清热燥湿。主治遗精。

菖蒲白果煎

【组成】石菖蒲30g，白果14个。

【制法用法】水煎汤加酒3g。每日1次。

【功效主治】理气、活血、散风、去湿。主治梦遗。

菟丝子丸

【组成】菟丝子15g，茯苓9g，建莲肉6g。

【制法用法】上药共研细末，酒泛为丸。每服6g，早、晚各1次。

【功效主治】固胎止泄、补肾益精。主治梦遗白浊。

龙牡芍桂汤

【组成】煅牡蛎30g，龙骨、芍药各10g，炙草4.5g，桂心

3g，大枣 4 枚，生姜 3 片。

【制法用法】水煎温服。每日 1 次。

【功效主治】补肾固精。主治梦遗。

木贼草饮

【组成】木贼草 30g。

【制法用法】先以水炖 2 小时，后加冰糖120g，再炖 3~4 小时，午夜 3~4 时服下。每日 1 次。

【功效主治】疏风散热。主治遗精。

一味茯苓散

【组成】白茯苓去皮适量。

【制法用法】一味为末，米饮空心调下。每日 1 次。

【功效主治】宁心安神。主治心虚梦遗。

知柏煎

【组成】知母、生地、黄柏、龙骨各 9g。

【制法用法】水煎服。每日 1 次。

【功效主治】滋阴降火。主治梦遗滑精。

芡实山药汤

【组成】芡实、山药各 30g，莲子 15g，炒枣仁 9g，党参 3g。

【制法用法】药用水适量，慢火煮，服汤，再用白糖 15g，拌入药渣中同服。每日 1 次。

【功效主治】补肾固精。主治遗精。

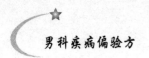

龙骨远志散

【组成】龙骨、远志各等份。

【制法用法】共研为细末，为丸或加韭子，开水冲服。每日 1 次。

【功效主治】安神益智。主治遗精。

五倍子丸

【组成】五倍子 50g，茯苓 12g，龙骨 6g。

【制法用法】上药研末为丸如梧桐子大。每日 2 次，每服 6g，开水送下。

【功效主治】补肾固精。主治梦遗盗汗。

守真汤

【组成】韭菜子、菟丝子各 12g，怀山药 9g，煅牡蛎、芡实各 6g。

【制法用法】共为细末、炼蜜为丸。每服 9g，盐水送下。

【功效主治】固肾涩精。主治精关不固。

龙韭散

【组成】龙骨 30g，韭子 15g。

【制法用法】共为细末。空心服，每服 6g，1 日 2 次。

【功效主治】补益肝肾、壮阳固精。主治遗精。

无梦安睡丸

【组成】枸杞 24g，熟地、柏子仁、莲心、芡实各 12g，龙骨（煅）6g。

【制法用法】共细末，金樱汤和蜜为丸，桐子大。每服 9g，白水送下。

【功效主治】补肾阴、固精。主治遗精。

断遗汤

【组成】人参 30g，山药 15g，芡实 15g，麦冬 15g，五味子 3g。

【制法用法】水煎服。每日 1 剂，日服 2 次。

【功效主治】补气血、固肾涩精。主治遗精。

金锁固精丸

【组成】炒沙苑、蒺藜、蒸芡实、莲须各 15g，龙骨、牡蛎各 7.5g。

【制法用法】先将牡蛎盐水煮一昼夜，煅粉。把全部药物研为细末，莲子粉糊为丸。每服 9g，日 2 次，淡盐汤送下。

【功效主治】固肾涩精。主治遗精。

三子强肾汤

【组成】菟丝子、山药、莲肉、枸杞子、沙苑子各 15g，茯苓 12g，鱼螵胶（烊化）10g。

【制法用法】水煎服。每日 1 剂，早晚分服。

【功效主治】温补肝肾、固精。主治小便夹精。

金锁丹

【组成】赤茯苓、远志、煅龙骨、白茯苓各 9g，煅牡蛎 12g。

【制法用法】上药为细末，酒糊为丸，如梧桐子大，每服 50 丸。早晚各 1 服，盐汤、酒俱可下。

【功效主治】安神益智。主治遗精。

金萹汤

【组成】金樱子、萹蓄各 30g。

【制法用法】水煎服。每日服 1 剂。

【功效主治】补肾固精。主治遗精。

芡实三子汤

【组成】芡实、金樱子各 25g，菟丝子、车前子各 15g。

【制法用法】水煎服。1 日 1 剂。

【功效主治】滋阴降火、补肾固精。主治遗精。

人参山药粉

【组成】人参 30g，山药 30g，龙骨 100g，茯苓 50g，朱砂 5g。

【制法用法】上药共研末。每服 5g，日服 2 次。

【功效主治】补气血、安神。主治梦遗者。

二参汤

【组成】元参、沙参各 30g，寸冬、锁阳各 15g，黄柏 6g。

【制法用法】水煎。日 1 剂，早晚分服。

【功效主治】补气血、安神固精。主治遗精。

黄连清心饮

【组成】黄连、生地、当归、甘草、茯神、酸枣仁、远志、人参、莲肉各 15g。

【制法用法】煎服。日 1 剂。

【功效主治】补气血、安神。主治遗精。

清肝摄精汤

【组成】全当归、大白芍、焦白术各 15g，菊花、焦山栀、白茯苓、金樱子各 9g，五味子、炙甘草各 3g。

【制法用法】水煎。每日 1 剂，分 2 次服。

【功效主治】利尿、改善肾功能。主治遗精。

壮腰固精汤

【组成】山药、芡实、菟丝子各 15g，韭子、土白术、巴戟天、杜仲各 9g。

【制法用法】水煎。每日 1 剂，日 2 次。

【功效主治】补益肝肾、强筋壮骨、固精。主治遗精。

二、菜肴药膳偏验方

山药茯苓包子

【组成】山药粉、茯苓粉各 100g，面粉 200g，白糖 300g，猪油、青丝、红丝少许。

【制法用法】将山药粉、茯苓粉放碗内，加水浸泡成糊，蒸 30 分钟，调入面粉，白糖、猪油、青红丝成馅；取发酵调碱后的软面，裹馅成包子，蒸熟即可。随意服食。

【功效主治】滋阴补肾。主治遗精。

补骨脂炖狗肉

【组成】狗肉 500g，补骨脂 20g，熟附子 10g。

【制法用法】取狗肉、补骨脂、熟附子、共炖至熟烂，加佐料调味。分 3 次服食。

【功效主治】壮阳补肾。适用于遗精。

淡菜皮蛋

【组成】淡菜 30g，皮蛋 1 个，大米 100g。

【制法用法】将大米淘洗净，加水煮粥，另将淡菜洗净，待粥半熟时加入同煮。将皮蛋打碎去壳，在粥欲熟时投入粥中，再煮 15 分钟，适当加入盐、味精等。每晨食 1 次，连食数日。

【功效主治】收涩固精。适用于遗精。

首乌鸡蛋

【组成】首乌 100g，鸡蛋 2 枚，葱、姜、食盐、料酒、味精、猪油各适量

【制法用法】将首乌洗净，切成小块，把鸡蛋、首乌放入锅内，加水适量，再放入葱、姜、食盐、料酒等调料、先用武火烧沸后，即改用文火。待蛋熟汤稠后，即去首乌，并将蛋取出剥壳，再放入汤中煮 2 分钟，加入味精少许。吃蛋饮汤、每日 1 次。

【功效主治】养血补肾。适用于遗精。

白果鸡蛋方

【组成】生白果仁（即银杏仁）2 枚，鸡蛋 1 个。

【制法用法】将生白果仁研碎，把鸡蛋打一个孔。将碎白果塞入，用纸糊封，然后上蒸笼蒸熟。每日早晚各吃 1 个鸡蛋，可连续食用至愈。

【功效主治】收涩固精。适用于遗精，遗尿。

莲子煲猪肚

【组成】莲子 90g，猪肚 200g。

【制法用法】先将莲子劈开，去莲子心，把猪肚洗净切成小块，加水适量煲汤，加少许食盐，味精调味。佐餐服食。

【功效主治】益脾肾，固精。适用于遗精。

酒炒螺蛳

【组成】螺蛳 500g，白酒适量。

【制法用法】将螺蛳洗净泥土，置铁锅中炒热，加适量白酒和水，煮至汤将尽时起锅。用针挑螺蛳肉蘸调料吃。

【功效主治】壮阳补肾。适用于小便白浊不利、滑精。

猪脊髓煲莲藕

【组成】猪脊髓（连脊骨）500g，莲藕 250g。

【制法用法】将上 2 味同放锅内熬煲。当菜服食，每周 2 剂。

【功效主治】收涩固精。适用于遗精。

猪腰核桃

【组成】猪腰 1 对，杜仲 30g，核桃肉 30g。

【制法用法】将猪腰与杜仲、核桃肉同煮熟。蘸少许细盐食用。

【功效主治】补益肝肾。适用于遗精、盗汗。

莲子百合煲猪肉

【组成】莲子 30g，百合 30g，瘦猪肉 200~250g。

【制法用法】将莲子、百合、瘦猪肉加水适量，置文火上煲熟，调味后服用。佐餐服食。

【功效主治】安神补肾。适用于梦遗、滑精。

三、粥汤药膳偏验方

冰糖湘莲

【组成】莲子120g，冰糖180g，鲜菠萝30g，罐头青豆、罐头樱桃、罐头桂圆各15g。

【制法用法】莲子去皮、心，加水90ml蒸至软烂；桂圆用温水洗净；菠萝去皮切成丁。冰糖加水500ml煮沸，使之溶化，滤去渣，加入青豆、樱桃、菠萝煮开。将蒸熟的莲子盛于大碗内，把煮开的冰糖及配料一起倒进碗中即成。将此分成4份，每天早晚各服1份。

【功效主治】安神固精。适用于遗精，遗尿。

韭子粥

【组成】韭菜子15g，粳米50g，细盐适量。

【制法用法】将韭菜子用文火炒熟，与粳米、细盐少许同入砂锅内，加水500ml，以慢火煮至米开粥稠即可。每日2次，温热食。

【功效主治】补肾壮阳。适用于遗精。

龙骨粥

【组成】煅龙骨30g，糯米100g，红糖适量。

【制法用法】将龙骨捣碎，入砂锅内加水200ml，煎1小时，去渣取汁，入糯米，再加水600ml，红糖适量，煮成稀稠粥。早晚空腹热食之，5天为1疗程。

【功效主治】补肾助阳、固精缩尿。适用于遗精。

芡实粉粥

【组成】芡实粉30g，核桃肉（打碎）15g，红枣（去核）5~7枚，糖适量。

【制法用法】芡实粉先用凉开水打糊，放入滚开水中搅拌，再拌入核桃肉、红枣肉，煮熟成糊粥，加糖。不拘时用。

【功效主治】固肾涩精、补脾止泄。适用于遗精，滑精等。

苁蓉羊肉粥

【组成】苁蓉20g，精羊肉250g，大米100g。

【制法用法】取肉苁蓉、精羊肉（切碎）、大米共煮粥，调味。分2次服食。

【功效主治】益精血、补肾阳。适用于遗精。

羊肉粥

【组成】羊肉250g，粳米100g。

【制法用法】先将羊肉洗净，同煮至熟即可。分2次服食。

【功效主治】补肾阳。适用于遗精、阳痿、早泄。

芡实粥

【组成】芡实适量。

【制法用法】将芡实磨成细粉，用之煮粥食之。每日1次，温热食。

【功效主治】固肾涩精、补脾止泄。适用于梦遗、滑精。

枸杞子粥

【组成】枸杞子 30g，大米适量。

【制法用法】将枸杞子洗净，与淘洗净的大米同煮成粥。早晚餐食。

【功效主治】滋阴补肾。适用于遗精。

莲子粉粥

【组成】莲子粉 15~20g，粳米 100g。

【制法用法】同煮粥。可作为早晚餐食用。

【功效主治】安神补肾。适用于遗精。

山药粥

【组成】山药（鲜品 100~120g）45~60g，粳米 100~150g。

【制法用法】同煮粥。四季可作早晚餐，温热服食。

【功效主治】滋阴补肾。适用于遗精。

韭菜子粥

【组成】韭菜子 25g，大米 100g。

【制法用法】将韭菜子用纱布包扎好，加水煎汤，用韭菜子汤煮大米成粥。日服 2 次。

【功效主治】补肾阳。适用于遗精、遗尿。

鸡蛋三味汤

【组成】鸡蛋 1 个、去心莲子、芡实、怀山药各 9g，白糖适量。

【制法用法】将莲子、芡实、怀山药熬煎成药汤，再将鸡蛋煮熟、汤内加入白糖适量即可。吃蛋喝汤，每日 1 次。

【功效主治】安神补肾、收涩固精。适用于遗精。

荔枝树根猪肚汤

【组成】荔枝树根 60g，猪小肚 1 个。

【制法用法】将根切成段，洗净，以水两碗同炖至剩一碗，去渣。食小肚并饮汤。

【功效主治】收涩补肾阳。适用于遗精。

核桃猪肾汤

【组成】核桃仁 30g，猪肾(腰子)2 个，葱、姜各 5 片，食油、盐、酱油、味精各适量。

【制法用法】将猪肾剖开，去膜，洗净，切成薄片。锅内放油烧热，将猪肾片煸炒，取出沥尽污水。再将锅烧热加食油，用葱、姜炝锅，放入猪肾片、核桃仁、盐、酱油等调料翻炒片刻，起锅前下味精即成。佐餐服食，连服 1 周。

【功效主治】益气补肾。适用于梦遗、滑精等。

羊肾杜仲五味汤

【组成】杜仲 15g，五味子 6g，羊肾 2 枚。

【制法用法】将羊肾洗净，切碎；杜仲、五味子用纱布包扎；同放砂锅内，加水适量。炖至熟透后，加入调味品。佐餐服食，空腹炖服。

【功效主治】收敛固涩、益气补肾。适用于遗精。

鹌鹑枸杞杜仲汤

【组成】鹌鹑 1 只，枸杞 30g，杜仲 10g。

【制法用法】水煮去药。食肉喝汤。

【功效主治】滋阴补肾。适用于遗精。

狗脊狗肉汤

【组成】狗脊、金樱子、枸杞子各 15g，瘦狗肉 200g。

【制法用法】将狗脊、金樱子、枸杞子与瘦狗肉同炖。食肉饮汤。

【功效主治】滋阴补肾、固涩。适用于遗精。

莲子银耳蛋汤

【组成】白莲子 30g，山药 20g，银耳 10g。

【制法用法】取白莲子、山药、银耳共煮汤后再加入鸭蛋两个，砂糖适量，调味。分 2 次服食。

【功效主治】安神、补肾阴。适用于遗精。

莲子羹

【组成】莲子 500g，冰糖适量。

【制法用法】每日莲子 20 粒，开水泡浸去皮心，凉水缓火煮烂，加冰糖。每日早晨空腹或晚上临睡前连汤 1 次服食之。

【功效主治】安神补肾。适用于遗精。

四、茶饮药膳偏验方

益智仁茶

【组成】益智仁 50g。

【制法用法】将上药加酒、水煎煮后饮之。代茶饮。

【功效主治】暖肾、固精、缩尿。适用于遗精、遗尿。

覆盆子茶

【组成】覆盆子 15g，绿茶适量。

【制法用法】将上 2 味泡茶。不拘时温服。

【功效主治】补肾收涩。适用于遗精。

双仁茶

【组成】松子仁、核桃仁、蜂蜜各 15g。

【制法用法】将松子仁、核桃仁用开水烫泡 10 分钟，剥去皮，捣烂成糊状，调入蜂蜜，混合均匀即可。饮用时，取 10g，左右，开水冲服。

【功效主治】固涩补肾。适用于遗精、早泄。

山茱萸茶

【组成】山萸肉 60g，益智仁 50g，党参、白术各 25g。

【制法用法】将上述 4 味药放入砂锅中，加水适量煎煮，取液饮用。每剂可分 10 次饮用，每日 2 次。

【功效主治】滋阴、暖肾、固精、缩尿。适用于肾虚遗精、阳痿、腰膝酸痛、小便频数，或老人小便频数不禁，或虚汗不止。

韭菜子茶

【组成】韭菜子 20 粒。

【制法用法】以上药以盐汤煎煮。代茶饮。

【功效主治】壮肾阳。适用于遗精。

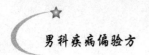

桑椹茶

【组成】桑椹 15g。

【制法用法】以桑椹煮水。代茶饮。

【功效主治】养血滋阴。适用于梦遗。

龙眼枣仁茶

【组成】龙眼肉、炒枣仁各 10g，芡实 12g，山萸肉 10g，白糖少许。

【制法用法】将枣仁、芡实洗净，与龙眼肉、山萸肉同放入铝锅内，加水适量。将铝锅置武火烧沸，用文火煎熬 20 分钟，滤去药渣，放入白糖，搅匀，装入茶壶内。早晚服用。

【功效主治】安神、暖肾、固精、缩尿。适用于遗精。

沙苑子茶

【组成】沙苑子 10g。

【制法用法】沙苑子洗净捣碎，沸水冲泡。代茶饮。

【功效主治】补肝肾、固精、缩尿。适用于虚劳遗精。

莲心茶

【组成】莲心 5g。

【制法用法】将莲心放入茶杯，用沸水冲泡后饭服。不拘时代茶用。

【功效主治】安神固精。适用于遗精。

苦瓜饮

【组成】苦瓜 1 条，芡实粉 10~15g，冰糖 30g。

【制法用法】将苦瓜捣烂如泥，和芡实粉加冰糖捣匀。1 次或分 2 次服。

【功效主治】暖肾、固精、缩尿。适用于遗精。

胡桃仁饮

【组成】胡桃仁 6g，韭菜 15g。

【制法用法】用麻油炒熟，加适量盐、姜、葱、味精等调好味。佐餐食。

【功效主治】补气养血、补肾。适用于遗精。

五、药酒偏验方

山药酒

【组成】山药、山萸肉、五味子、灵芝各 15g，白酒 1000ml。

【制法用法】先将上药加工成粗末，用细纱布袋盛之，扎紧口，再将酒装入小瓦坛内，放入药袋，加盖封固，置阴凉干燥处，每日晃动数下，经 1 个月启封即可饮用。每日早、晚各 1 次，每次饮服 10ml。

【功效主治】适用于盗汗、遗精。

益阴酒

【组成】女贞子、枸杞子、胡麻仁各 60g，生地 30g，白酒 2000ml，冰糖 100g。

【制法用法】将胡麻仁洗净蒸熟并捣烂，女贞子、枸杞子、生地捣碎，共装入布袋中，扎紧袋口；冰糖放入锅中，加适量水，在文火上溶化，过滤备用；白酒倒入洁净的坛内、放入药袋，加盖后用文火煮沸后取下，冷后密封置于阴凉处。隔日摇动几下。14天后启封，取出药袋，加入冰糖水，再加500ml凉开水，拌匀后过滤，贮入洁净的瓶中备用。每天早、中、晚各服1次，每次20~30ml。

【功效主治】适用于遗精。

健阳酒

【组成】当归、枸杞子、补骨脂各9g，好酒1000ml。

【制法用法】将上药加工切碎，用净布袋装好，用酒浸泡，容器封固，隔水加热30分钟，取出容器静置24小时，次日即可饮用。每日2次，每次饮服10~20ml。

【功效主治】适用于遗精。

钟乳酒

【组成】胡麻仁50g，熟地60g，怀牛膝、五加皮、地骨皮各30g，钟乳36g，淫羊藿23g，肉桂、防风各15g，白酒3500g，牛乳、甘草适量。

【制法用法】将胡麻仁置锅中，加水适量，煮至水将尽时取下，倒入瓷器或石器内捣烂，备用。再将钟乳先用甘草汤浸3昼夜，取出后浸入牛乳中约2小时，再置锅中蒸约2小时，待乳完全倾出后，取出用温水淘洗干净，研碎备用。然后将其余各药均加工碎，同胡麻仁，钟乳用绢袋盛之，扎紧口。将白酒全部倒入坛中，放入药袋，加盖密封（勿泄气），置阴凉干燥处，每日摇动数下，经 14 天后即可开封取饮。每日早、午、晚各 1 次，每次空腹温饮 10~15ml。

【功效主治】适用于遗精。

蛤蚧参茸酒

【组成】蛤蚧 1 对，巴戟天、桑螵蛸各 20g，人参、肉苁蓉各 30g，鹿茸 6g，白酒 2000g。

【制法用法】将鹿茸切成薄片，人参碎成小段，蛤蚧去掉头足，碎成小块。其余 3 味药均切碎，同前药用细纱布袋盛之，扎紧口。再将酒倒入小坛内，放入药袋，加盖密封，置阴凉处，经常摇动数下，经 4 天后即可开封饮服。每日早、晚各 1 次，每次空腹温饮 10~15ml。

【功效主治】适用于梦遗、滑精。

鹿角胶酒

【组成】鹿角胶 80g，白酒 800g。

【制法用法】将鹿角胶碎成细精，放入小坛，倒入适量白酒，以淹没药物为准，然后文火煮沸，边煮边往坛内续添白酒，直至白酒添尽，鹿角胶溶化完后（药酒约有 500ml），取下待降温后收入瓶中。每日晚临睡前，空腹温饮 15~20ml。

【功效主治】适用于尿精、滑精。

【注意】阴虚火旺及感冒发热者忌用。

苁蓉酒

【组成】肉苁蓉 60g，肉豆蔻、山萸肉各 30g，朱砂 10g，白酒 1200ml。

【制法用法】先将朱砂细研为末，备用，再将其余各药切碎，盛入细纱布袋，置于坛中，加白酒，然后将朱砂末撒入搅匀，加盖密封，置阴凉处。每日摇动数下，经 7 天后即可开封饮用。每日早、晚各服 1 次，每次空腹饮服 10~15ml。

【功效主治】适用于腰酸遗精。

鹿茸酒

【组成】鹿茸 10g，山药 30g。

【制法用法】将鹿茸切片，二药置于净瓶中，用好酒 500g，浸之，封口，经 7 日后开取。每日 3 次，每次空腹饮 1~2 小杯。

【功效主治】适用于精衰、遗尿、滑精。

海狗肾酒

【组成】海狗肾 2 个，曲 200g，糯米 5kg。

【制法用法】将海狗肾酒浸捣烂，和曲、米，如常法酿酒。每日 3 次，每次空腹饮 1~2 小杯。

【功效主治】适用于阳痿、梦遗、滑精。

熙春酒

【组成】枸杞子、龙眼肉、女贞子、生地、淫羊藿、绿豆各 100g，猪油 400g，白酒 500ml。

【制法用法】将上药加工碎，装入布袋中，用线扎紧口，再将酒倒入瓷坛内，将猪油置入锅中炼过，趁热倒入酒中搅匀，再放入药袋，严封，置阴凉干燥处，隔日摇动数下，经 21 天后开封，去掉药袋即用。每日 3 次，每次饭前饮服 10~20ml。

【功效主治】适用于腰酸、遗精。

第二节 外用偏验方

一、敷贴偏验方

独圣散

【组成】五倍子 3g。

【制法用法】将生五倍子粉 3g，蜂蜜调匀，稀稠适当，敷于神阙穴上，用纱布块覆盖，胶布固定。早晚各 1 次。

【功效主治】固精涩精。主治遗精。

五白散

【组成】五倍子 10g，白芷 5g。

【制法用法】上药烘脆研极细粉末，用醋及水各等份调成面团状，临睡前敷肚脐，外用消毒纱布盖上橡皮膏固定。1 天 1 换，连敷 3~5 天，即可收到明显效果。

【功效主治】祛风湿、活血、涩精。主治遗精。

敷脐法

【组成】生五倍子粉 3g，蜂蜜适量。

【制法用法】将两者调匀，稀稠适当，敷于神阙穴上，用纱布覆盖，胶布固定。早晚各 1 次。

【功效主治】涩精。主治遗精。

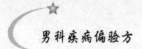

穴位敷贴加艾灸

【组成】川椒 50g，韭菜子、附片、肉桂、蛇床子各 20g，独头蒜 200g，麻油 500ml。

【制法用法】先将前 5 味药研末，以独头蒜上诸药末混合，捣如膏，放入麻油 500ml，熬成黑膏（参考膏药操作），摊于 6~8cm 牛皮纸上，分别敷贴于曲骨、神阙、关元穴处，用灸条在膏药上回旋灸。每次灸 5~10 分钟，每日贴灸 1 次。

【功效主治】补肾固精。主治各类遗精。

药带疗法

【组成】金樱子、莲子肉、益智仁各 10g，生牡蛎、白蒺藜各 15g，芡实 20g。

【制法用法】将诸药共研细面，装入细长如带的布袋中，用制成的药带，缚于腰间及下腹部。3~5 天换药 1 次，5~7 次为 1 疗程。

【功效主治】利尿、补肾、涩精。主治适用于各种原因所致的遗精。

【注意】若有皮肤过敏史，或局部有疱疹者，应暂停使用本法。

肚兜法

【组成】艾绒 60g，白檀香 30g，沉香、白芷、马兜铃、木鳖仁、甘松、升麻、血竭、丹皮各 15g，羚羊角 12g，麝香 1g。

【制法用法】上药除麝香另研，艾绒另捣碎外，余药共研细末，拌入麝香和匀，最后入艾绒调拌，做成肚兜，令病者护脐腹及丹田穴。每日 1 次。

【功效主治】通经活络、温经散寒、回阳救逆。主治遗精白浊。

二、擦洗偏验方

涂搽疗法

【组成】五倍子 200g。

【制法用法】将五倍子研细末，过筛，瓶贮备用。用时将温水调适量药粉，涂搽神阙、关元穴。每日 2 次，10 日为 1 疗程。

【功效主治】收涩固精。适用于遗精。

熏洗法

【组成】仙鹤草 30g，黄芩、牡丹皮各 9g。

【制法用法】水煎后熏洗会阴部。每晚睡前 1 次为宜。

【功效主治】益肾固精。适用于遗精。

洗足疗法

【组成】清洁水适量。

【制法用法】取清洁水适量，加热至 50~60℃，倒入木桶内，或瓷盆内。患者正坐，赤足在热水中洗浸。每次 8~10 分钟，每晚睡前 1 次。

【功效主治】收涩固精。适用于遗精。

握药法

【组成】芒硝 30g。

【制法用法】将芒硝装砂布袋内，放手心握紧，任其自然溶化。每日 2 次。10 次为 1 疗程。

【功效主治】滋阴涩精。适用于阴虚火旺的梦遗、滑精者。

遗精患者生活起居要点

1. 少食辛辣、烟酒、咖啡等刺激性之物，嗜烟酒者最好戒掉。为了避免遗精夜间发作，晚餐进食不宜过饱。

2. 睡觉前切忌思虑男女之事，或观看有关爱情电视、书刊等。

3. 夜间睡眠时、不要采取俯卧或仰卧姿势。应以侧身卧为宜。夜间遗精严重者，可用绳带攀其膝项而睡的办法，睡眠中切勿将手触压在外阴部。睡眠时，被褥不宜盖得过厚过暖。早晨醒后即起，不要贪恋床榻。

4. 平素穿衣，衬裤和长裤不宜过小过紧。

5. 已婚的患者，房事不能过频，一定要严格节制。

6. 不可单纯依靠药物康复，最重要的是自身精神调养，真正做到清心寡欲，排除杂念，正确对待男女之事。

7. 患者精神上切勿负担过重。要消除紧张和恐惧心理。本病绝大多数属于功能性疾病，通过耐心地、综合地康复治疗，是完全可以痊愈的。

第三章 早泄

早泄是指性交时，男女尚未接触或刚欲接触时即射精，阴茎随之萎软，以致不能性交的病症。常与遗精、阳痿等病并见。其常见原因是相火偏亢，扰动精室。其次为房事过频或误犯手淫，耗伤肾气，精关失固。与心肝肾关系密切。病理性的早泄可见于神经官能症、生殖器官的器质性病变、大脑皮质或脊髓中枢功能紊乱、内分泌功能失调等疾病。

早泄的中医辨证分型如下。

1．湿热下注型

性欲如常或亢进，精液稠厚，口苦口黏，小便黄赤、灼热，舌红，苔黄腻，脉弦数或滑数。

2．肝气郁结型

性欲低下或如常，情志不畅、忧郁烦闷，少腹胀满或会阴睾丸胀痛，脉弦、舌质紫暗。

3．肾阴虚亏型

性欲亢进，精液量少、稠厚，前列腺液常不易取出，兼有耳鸣、耳聋、腰酸膝软、五心烦热、尿黄、便干、舌红、少苔、少津，脉细数。

4.肾气不固型

性欲偏低，精液较清稀，腰酸膝软，夜尿频多，或遗精，舌淡，脉细弱或沉弱。

5.心脾两虚型

性欲一般，精液检查多无特殊改变，可有心悸气短，健忘多梦，乏力倦怠，食少纳呆，便溏泄泻，舌质淡，脉细弱。

第一节 内服偏验方

一、中药内服偏验方

知柏三子汤

【组成】知母、黄柏、枸杞子、金樱子各10g，五味子6g。

【制法用法】煎2遍和匀，每天1剂，早晚分服。或研极细末，炼蜜为丸，每粒10g，每服1粒，日2次。

【功效主治】滋阴降火、补肾涩精。主治性交时一触即泄。

秘精汤

【组成】生牡蛎、生龙骨、芡实、莲子各15g，知母9g，麦冬7.5g，五味子5g。

【制法用法】煎2遍和匀。每天1剂，早晚分服。

【功效主治】滋补强壮、涩精止泻。主治肾气不固型早泄。

清热洁腑汤

【组成】黄柏、白花蛇舌草、银花、连翘、薏米各 15g，知母、瞿麦、萹蓄、泽兰、佩兰、滑石（包煎）各 10g，生甘草 6g。

【制法用法】水煎。每日 1 剂，早晚 2 次分服。

【功效主治】降火除湿、活血祛瘀。主治湿热下注型早泄。

郭士魁验方

【组成】生地、山萸肉、山药、覆盆子各 12g，龟甲胶、黄精各、五味子、当归、枸杞子、女贞子、鹿角胶、韭菜子各 10g。

【制法用法】水煎服。每日 1 剂。

【功效主治】安神养阴。主治早泄。

固精煎

【组成】熟地黄、山药各 30g，山萸肉 15g，五味子、菟丝子、远志各 12g，人参 10g，甘草 6g。

【制法用法】水煎。每日 1 剂，早晚 2 次分服。

【功效主治】补肾阴、安神固精。主治肾阴亏虚之早泄。

清肾汤

【组成】焦黄柏、生地黄、天门冬、茯苓、炒山药各 12g，煅牡蛎 30g。

【制法用法】将煅牡蛎先加水煮 1 小时，再加入其他药煎熬。每日 1 剂，分 2 次服。

【功效主治】祛虚火、补肾阴、固精。主治肾阴亏虚之早泄。

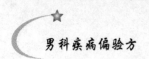

益气固精汤

【组成】金樱子、黄芪各 30g, 牛骨髓 100g。

【制法用法】加水适量, 小火熬成浓液, 调味饮用。每日 1 剂。

【功效主治】益气补肾。主治早泄。

生南子方

【组成】生南瓜子 10~15g。

【制法用法】水煎服。每天食 2 次, 早晚服, 连续用 2~4 周。

【功效主治】益肾。主治早泄。

和乐丹

【组成】淫羊藿、五味子、菟丝子、山萸肉、桑椹子、制何首乌各等份。

【制法用法】上药共为细末, 水泛为丸。日服 3 次, 每次 6g, 白酒为引, 3 周为 1 疗程。

【功效主治】补肝益肾、固肾涩精。主治早泄。

【注意】服药期间忌房事半个月。

金樱芡实汤

【组成】金樱子 12g, 芡实 30g。

【制法用法】水煎服。每日 1 剂。

【功效主治】益肾固精。主治早泄。

桂枝芍牡汤

【组成】桂枝、白芍各 10g, 大枣 15g, 生龙骨、生牡蛎各

30g，生姜、甘草各 5g。

【制法用法】水煎服。每日 1 剂。

【功效主治】补血养血、补肾助阳。主治早泄。

早泄汤

【组成】金樱子 5~10g，党参、续断、淫羊藿、蛇床子各 50g，白酒 2500ml。

【制法用法】将上药置于瓶中，浸白酒，密封瓶口，半月后启用。每日早晚各服 25ml，连服 10 日为 1 疗程，可服至病愈。

【功效主治】益肾固精。主治肾虚不固之早泄。

茯苓泽泻汤

【组成】茯苓，泽泻各 15g，猪苓 12g，桂枝、细辛各 6g。

【制法用法】水煎服。每日 1 剂。

【功效主治】利水渗湿、清泻肾火。主治早泄。

单味金樱平方

【组成】金樱子 1500g。

【制法用法】上药臼中捣碎，加水煎 3 次，去渣，过滤后再煎，加蜂蜜收膏。每日睡前服 1 匙，开水冲服。

【功效主治】利尿、补肾。主治早泄。

知柏芡实汤

【组成】知母、黄柏、芡实、莲须、酸枣仁 30g，牡蛎 30g，珍珠母 50g。

【制法用法】水煎服。每日 1 剂。

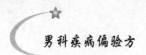

【功效主治】滋阴降火、益肾固精。主治早泄。

金锁固精汤

【组成】生龙骨、煅牡蛎、莲须、芡实各 30g，锁阳、沙苑子各 15g。

【制法用法】用淡盐水煎服。每日 1 剂。

【功效主治】益肾阳、固肾涩精。主治早泄。

固精汤

【组成】山萸肉、五味子、益智仁、金樱子各 9g。

【制法用法】水煎服。每日 1 剂。

【功效主治】补肾、安神、涩精。主治早泄。

二、菜肴药膳偏验方

归参山药猪腰

【组成】猪腰 500g，当归、党参、山药各 10g。

【制法用法】猪腰切开，剔去筋膜臊腺，洗净后放砂锅内，加入当归、党参、山药和适量水，小火清炖至猪腰熟透。捞出猪腰，待冷，切片放瓷盘上，淋酱油、醋、香油，加姜丝、蒜末即可食用。佐餐食用。

【功效主治】补肾涩精。适用于早泄。

熘炒黄花猪腰

【组成】猪腰 500g，黄花菜 50g，姜葱、蒜、素油、食盐、糖、芡粉各适量。

【制法用法】将猪腰切开，剔去筋膜腺腺，洗净，切成腰花块；黄花菜水泡发切段；炒锅中置素油烧热，先放入葱、姜、蒜等作料煸炒，再爆炒猪腰，至其变色熟透时，加黄花菜、食盐、糖煸炒，再入芡粉，收汁起锅。顿食或分顿食用。

【功效主治】固肾涩精。适用于肾虚腰痛、早泄。

北芪杞子炖乳鸽

【组成】北芪30g，杞子30g，乳鸽1只。

【制法用法】先将乳鸽去毛及内脏与北芪、杞子同放炖盅内，加水适量，隔水炖熟。饮汤吃肉，一般3天炖1次，3~5天为1疗程。

【功效主治】滋阴益气、补肾涩精。适用于早泄。

杞子南枣煲鸡蛋

【组成】杞子15~30g，南枣6~8个，鸡蛋2只。

【制法用法】先将鸡蛋煮熟去壳，然后与杞子、南枣同煮。吃蛋饮汤，每日或隔日1次。

【功效主治】滋阴固涩。适用于早泄。

猪腰核桃方

【组成】猪腰1对，核桃仁30g。

【制法用法】上2味同炖烂食。每日1餐。

【功效主治】补肾固精。适用于早泄。

狗肉黑豆方

【组成】狗肉250g，黑豆250g，糖少许。

【制法用法】上述 3 味调以盐、姜、五香粉及少量糖，共煮熟食。或狗肉 500g，加适量八角、小茴香、桂皮、陈皮、生姜和盐及其他调料同煮熟食。每日 1 餐。

【功效主治】补肾固精。适用于早泄。

三、粥汤药膳偏验方

莲子粥

【组成】大米 500g，淘洗净，莲子 50g，温水泡发，去心、去皮，芡实 50g，用温水泡发。

【制法用法】大米、莲子、芡实同入铝锅内，搅匀，加适量水，如焖米饭样焖熟，食时将饭搅开。每日 2 次。

【功效主治】固肾涩精。适用于早泄。

鸡骨黑豆粥

【组成】鸡骨 100g，黑豆 30g，五味子 6g。

【制法用法】水煎服。每日 1~2 次。

【功效主治】补肾涩精。适用于早泄。

苁蓉羊肉粥

【组成】肉苁蓉 10~15g，精羊肉 63g，粳米 100g，精盐适量，葱白 2 茎，生姜 3 片。

【制法用法】分别将肉苁蓉、精羊肉洗净后细切，先用砂锅煎肉苁蓉取汁、去渣，入羊肉、粳米同煮，待煮沸后，再加入精盐，生姜、葱白煮为稀粥。适于冬季服用，以 5~7 天为 1 疗程。

【功效主治】补肾阳、固精涩精。适用于早泄。

枸杞羊肾粥

【组成】枸杞叶 250g，羊肾 1 只，羊肉 60g，粳米 60~94g，葱白 2 茎，细盐少许。

【制法用法】将羊肾剖洗干净，去肉膜，细切，再把羊肉洗净切碎。用枸杞叶煎汁去渣，同羊肾、羊肉、葱白、粳米一起煮粥，待粥成后，加入细盐少许，稍煮即可。早晚服用。

【功效主治】滋阴壮阳、益肾涩精。适用于阳气衰败之早泄。

鹿角胶粥

【组成】鹿角胶 15~20g，粳米 63g，生姜 3 片。

【制法用法】先将粳米作粥，待沸后，加入鹿角胶，生姜同煮为稀粥食服。以 3~5 天作 1 疗程为宜。

【功效主治】补肾壮阳、涩精。适用于阳痿早泄。

益智仁粥

【组成】益智仁 5g，粳米 50g，细盐少许。

【制法用法】先将益智仁研为细末，把粳米置于砂锅内，加水适量煮粥，待粥熟后，调入益智仁末和细盐，搅匀，稍煮片刻，待粥稠停火。每日 2 次，早、晚餐温热服。

【功效主治】益肾固精。适用于早泄。

泥鳅山楂粥

【组成】泥鳅 2 条，山楂 30g，盐适量。

【制法用法】水煎。喝汤吃泥鳅，每日 1~2 次。

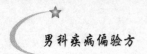

【功效主治】补肾固精。适用于早泄。

猪脊髓五味子粥

【组成】猪脊髓，五味子各 15g。

【制法用法】水煎服。每日 2 次。

【功效主治】益肾涩精。适用于早泄。

黄精粥

【组成】黄精 30g，粳米 60g。

【制法用法】将黄精切碎，与米同煮作粥。分 2 次，作早餐之。

【功效主治】补肾壮阳、益气固精。适用于早泄。

牛髓膏

【组成】黄精膏 150g，地黄膏 100g，天门冬膏 30g，牛骨头熬取油 60g。

【制法用法】将 3 种膏与牛骨髓油合拌，搅令冷定成膏。每日晨起空腹用温黄酒适量调 1 匙食之。

【功效主治】固精。适用于早泄。

菟丝子粥

【组成】菟丝子 30~60g，粳米 60g，白糖适量。

【制法用法】先将菟丝子洗净后捣碎，或用新鲜菟丝子 60~100g，捣烂，加水煎取汁，去渣后，入米煮粥，粥将成时加入白糖，稍煮即可。分早晚 2 次服食，每隔 3~5 天再服。

【功效主治】补肾益精。适用于早泄。

山茱萸粥

【组成】山茱萸肉 15g，粳米 60g，白糖适量。

【制法用法】将山萸肉洗净，与粳米同入砂锅煮粥，粥将成时加入白糖稍煮即可。1 日内分服 2 次。

【功效主治】滋阴补肾。适用于早泄。

鹿角粥

【组成】鹿角粉 5~10g，粳米 30~60g。

【制法用法】先以米煮粥，米汤煮沸后调入鹿角粉，另加食盐少许，同煮为稀粥。每日分 2 次服。

【功效主治】补肾壮阳。适用于阳痿早泄。

羊胫骨粥

【组成】羊胫骨 1 付，陈皮 3g，高良姜 6g，草果 6g，生姜 15g，粳米和食盐适量。

【制法用法】以上除粳米外，加水慢火熬成汁，分次澄取清汁，常法煮粥服食。日分 2 次服。

【功效主治】补肾涩精。适用于阳痿、早泄。

芡实茯苓粥

【组成】芡实 15g，茯苓 10g，大米适量。

【制法用法】芡实、茯苓捣碎，加水适量，煎至软烂时再加入淘净的大米，继续煮烂成粥食用。每日分顿食用，连吃数日。

【功效主治】固肾涩精。适用于早泄。

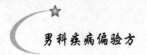

糖渍金橘

【组成】金橘 500g，糖 500g。

【制法用法】金橘洗净，放在铝锅中，用勺将金橘压扁去核，加糖 250g，腌渍 1 日，待金橘浸透糖后，再以小火煨熬至汁液耗干，停火待冷，拌入白糖 250g，放盘中风干数日，装瓶备用。经常食用。

【功效主治】补肝肾、益精涩精。适用于肝郁气滞所致之早泄。

菊花醪

【组成】甘菊花 10g，糯米酒酿适量。

【制法用法】将洁净的甘菊花剪碎，与糯米酒酿放在小铝锅内拌匀，煮沸。顿食，每日 2 次。

【功效主治】清肝益肾。适用于早泄。

核桃膏

【组成】核桃仁 200g，食油、白糖各适量。

【制法用法】核桃仁用食油炸酥，加糖适量研磨，成为乳剂或膏剂。或核桃仁 100g，同大米煮粥，加糖适量食用。1~2 天内分次食完。

【功效主治】补气养血、益肾固精。适用于早泄。

金樱子膏

【组成】金樱子 100g，蜂蜜 200g。

【制法用法】先将金樱子洗净，加水煮熬，2 小时出汤后，再加水煮，如此 4 次，榨汁。将 4 次汤合，继续煮熬蒸发，由稀转浓，加入蜂蜜搅拌均匀，冷却后，去上沫即可。每次食 10~15g，每日 2 次，白开水调服。

【功效主治】补肾虚、固精。适用于肾虚引起的早泄滑精。

五味子膏

【组成】北五味子 100g，蜂蜜 1000g。

【制法用法】将五味子洗净，水浸后去核，再用水洗核，尽量取尽其味，过滤，加入上等蜂蜜，在炭火上慢熬成膏，收存瓶中，经过 5 天出火性后食用。每食 2 茶匙，空腹以温开水送下。

【功效主治】补肾、固精、缩脲。适用于早泄、遗尿。

山药茯苓包子

【组成】山药粉 100g，茯苓粉 100g，面粉 200g，白糖 300g，猪油、青丝、红丝适量。

【制法用法】将山药粉、茯苓粉置大碗中，加冷水适量浸成糊状，移火上蒸 30 分钟，取出调面粉和好，发酵调碱制成软面，再以白糖、猪油、青红丝（或果脯）作馅，包成包子，蒸熟。每日 1 餐，当早点吃。

【功效主治】滋阴涩精。适用于早泄、遗精。

椰子糯米蒸鸡饭

【组成】椰子肉、糯米、鸡肉各适量。

【制法用法】将椰子肉切成小块，加糯米、鸡肉适量，置有盖的瓦盅内，隔水蒸至熟。当饭吃，每日 1 次。

【功效主治】补肾阳。适用于早泄。

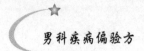

四、茶饮药膳偏验方

菟丝子饮

【组成】菟丝子 50g，红糖 60g。

【制法用法】将菟丝子捣碎，加红糖 60g，煎水当茶饮。每日数次，1 个月为 1 疗程。

【功效主治】补肾益精。适用于早泄，精液量不足，腰膝酸软等症。

五味子茶

【组成】五味子 10g，冰糖适量。

【制法用法】五味子用开水烫一下后取出，再用开水冲沏，焖泡 5 分钟，加入冰糖即可。代茶饮用。

【功效主治】滋肾涩精。适用于早泄、遗精及神经衰弱等。

桃仁茶

【组成】核桃仁 20g，白糖适量。

【制法用法】核桃仁炒熟，切碎，开水冲沏，再加入白糖调味即可。代茶饮用。

【功效主治】补肾固精。适用于早泄。

五、药酒偏验方

桑椹酒

【组成】鲜桑椹（或干品 300g）100g，糯米 500g。

【制法用法】将鲜桑椹洗净捣汁，再将药汁与糯米做成干饭待冷，加酒曲适量，拌匀发酵成为酒酿。每日随意食用。

【功效主治】益肝肾、固精。适用于肝肾阴亏之早泄。

六神酒

【组成】人参、麦冬、茯苓各 60g，生地黄 150g，杏仁 80g，枸杞子 150g，白酒 1500g。

【制法用法】先将麦冬、生地黄、杏仁、枸杞子研碎，放入砂锅内，加水 2.5L，煎取 1 去渣，然后注入白酒，再煎至 2L 待冷后倒入酒坛；将人参、茯苓研成细末，过筛后掺入酒坛，密封浸泡，每天振摇 2 次，7 天后过滤即成。每日早晚各服 1 次，每次 20mg。

【功效主治】滋阴安神、益肾固精。适用于早泄。

鹿茸酒

【组成】鹿茸 3~6g，山药 30~60g，枸杞子 20g，白酒 500g。

【制法用法】将鹿茸、山药浸泡在酒中，封固在瓶中 7 天，即可开封饮用。每次饮 1 小盅，每日临卧前饮用。

【功效主治】补肾阳、涩精。适用于早泄。

枸杞子酒

【组成】干枸杞子 200g，白酒（60 度）300ml。

【制法用法】干枸杞子洗净，剪碎，放入细口瓶内，加入白酒，封紧瓶口。每日振动摇晃 1~2 次，浸泡 7 日后即可饮用。边饮边添白酒适量。每日 1 次，每次 10~20ml，晚餐或临卧时饮用。

【功效主治】补肾、固精。适用于肝肾亏虚之早泄。

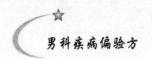

仙茅益智仁怀山药酒

【组成】仙茅、益智仁、怀山药各 50g。

【制法用法】用米酒（或白酒）1000g，浸泡，20 天后服用。每次 1 小杯，每日 2 次。

【功效主治】补肾阳、益精、固精。适用于早泄。

淫羊藿酒

【组成】淫羊藿、巴戟天、鸡血藤各 50g，米酒 1000g。

【制法用法】用米酒泡诸药，20 天后服用。每次 2 汤匙，每日 2 次。

【功效主治】补肾阳、涩精。适用于早泄。

沙苑酒

【组成】沙苑子 300g，白酒 2000g。

【制法用法】将沙苑子用盐水喷拌均匀，用文火炒至微干，置研钵内略捣后，与白酒置于容器中，密封浸泡 12 日后即可服用。每日早晚各服 1 次，每次 20mg。

【功效主治】补肾涩精。适用于早泄。

对虾酒

【组成】新鲜大对虾 1 对，白酒 250ml，枸杞 20g。

【制法用法】将对虾洗净，与枸杞一起置大口瓶或瓷罐中，加入 60 度白酒，密封浸泡 1 周。每日随量饮酒。

【功效主治】补肾阳、固精。适用于早泄。

桃金娘酒

【组成】桃金娘（干品）1000g。

【制法用法】将桃金娘与白酒一起置入容器中，每日振摇数次，密封浸泡 10 日即成。每日随意食用。

【功效主治】涩精。适用于遗精、早泄。

第二节　外用偏验方

一、敷贴偏验方

蜂白散

【组成】露蜂房、白芷各 10g。

【制法用法】将 2 味药烘干发脆，共研细末，醋调成面团状，临睡前敷肚脐（神阙穴）上，外用纱布盖上，橡皮膏固定。每天敷 1 次，或隔天 1 次，连续 3~5 次。

【功效主治】固精。适用于早泄。

涂擦法

【组成】罂粟壳粉、诃子肉粉、煅龙骨粉各等份。

【制法用法】将上药用冷开水调成稀糊状。每晚 1 次。或性交前 30 分钟涂擦龟头部位。

【功效主治】安神固精。适用于早泄。

药带法

【组成】金樱子、莲子肉、益智仁各 10g，生牡蛎、白蒺藜各 15g，芡实 20g。

【制法用法】共研细末，装入棉布缝成的布袋中，缝严固定，系于腰脐、小腹或丹田穴。每晚 1 次。

【功效主治】壮阳固精。适用于早泄。

辛香酊

【组成】丁香、细辛各 20g。

【制法用法】将上 2 味浸泡入 95% 乙醇 100ml 中半个月,过滤取汁。涂擦龟头,每次 1.5~3 分钟,即可同房。

【功效主治】涩精。适用于早泄。

敷脐法

【组成】露蜂房、白芷各 10g。

【制法用法】2 味药烘干发脆,共研细末,醋调成面团状,临睡前敷脐上,外用纱布盖上,橡皮膏固定。每日 1 次,或隔日 1 次。连续 3~5 次。

【功效主治】固精。适用于早泄。

地龙早泄膏

【组成】地龙 2g,茯苓 3.25g,小茴香 0.75g,熟地、生地各 1g,黄连 0.5g。

【制法用法】诸药研末混合,用水调糊状贴穴位上(三阴交、心俞、肝俞、肾俞、涌泉、关元),用胶布固定。3 日 1 换药。

【功效主治】清热凉血、补肾涩精。适用于早泄。

二、熏洗偏验方

熏洗法

【组成】五倍子 20g。

【制法用法】煎汤，乘热熏阴部数分钟，待药液变温后浸泡龟头。每晚 1 次。10 小时为 1 疗程。

【功效主治】固肾涩精。主治早泄。

熏擦法

【组成】蛇床子、地骨皮、石榴皮各 10g。

【制法用法】煎汤熏洗并用手擦冷后。于性交前洗泡阴部。

【功效主治】固精涩精。适用于早泄。

壮阳汤

【组成】蛇床子、地骨皮各等份。

【制法用法】煎汤熏洗，并用手擦，但洗时必令其举方妙。若手重擦破，不必惊骇，过一二日即可复旧。1 日熏洗数次，盖取其皮老耐久耳。

【功效主治】补肾固精。适用于早泄。

小贴士

早泄患者生活起居要点

1. 反复刺激，提高阈值。女性用手刺激阴茎至快要射精的程度，然后停止刺激，直到兴奋高潮减退再刺激阴茎，如此反复进行，直到男方能耐受最大刺激而不射精为止。

2. 下拉阴囊和睾丸。在性交时女方用手轻轻将男性阴囊和睾丸向下牵拉，可降低男性性兴奋，延缓射精。

3. 采用避孕套性交。

4. 采用间断性性交。

5. 经常作温水浴和矿泉浴。

6. 适当地采用某些性交姿势有助于延长男性达到性高潮（射精）的时间，如女上位性交姿势就可大大地改善男性射精过早的情况。

7. 夫妻双方要正确掌握有关性的知识，了解男女之间性生理的差异，消除精神误会，有助于克服早泄。

第四章　阳强

　　阳强指阴茎易举,甚则久举不衰的病症,又称强中或强阳不倒。西医称"阴茎异常勃起",是一种与性欲和性刺激无关的阴茎异常勃起,可长达数小时,甚至数日,伴有疼痛的病症。分原发性和继发性两种。中医辨证多为阴虚阳亢所致。

　　阳强的中医辨证分型如下。

1. 阴虚瘀血证

　　主要症状:阳强易举,腰痛。可能伴随的症状:小腹胀痛,或小腹拘急,或小便不利,或血精,或头晕目眩,或腰酸腿软,或痛如针刺,或心烦急躁,或盗汗等。五心烦热,舌质黯红瘀紫,少苔,脉沉细涩。

2. 阴虚热结证

　　主要症状:阳强易举,大便干结。可能伴随的症状:脘腹胀满,或早泄,或潮热,或五心烦热,或汗出,或心烦急躁、口渴欲饮水,或失眠,或少腹胀满,或小便短少等。五心烦热,舌红少苔,或苔薄黄,脉沉数。

3. 阴虚肝火证

　　主要症状:阳强易举,急躁易怒,目赤。可能伴随的症状:

早泄，或焦虑，或胸胁不舒，或心烦，或目胀，或遗精，或头晕目眩等。五心烦热，舌红少苔，或苔薄黄，脉沉数。

4. 心火内扰证

主要症状：阳强，失眠，多梦。可能伴随的症状：早泄，或头痛，或口苦，或口渴，或小便赤浊，或大便干结等。口舌生疮，舌质红，苔薄黄，脉数。

5. 心火内扰，肾阴亏虚证

主要症状：阳强，失眠多梦，腰酸。可能伴随的症状：早泄，或健忘，或心烦急躁，或遗精，或耳鸣，或头晕等。五心烦热，舌红少苔，或苔薄黄，脉细数。

6. 肝胆火扰证

主要症状：阳强，胸胁烦闷。可能伴随的症状：早泄，或面红目赤，或头晕目眩，或急躁易怒，或大便干结等。口苦，舌质红，苔薄黄或腻，脉弦数。

7. 阴虚湿热证

主要症状：阳强。可能伴随的症状：头沉头昏，或早泄，或盗汗，或口干口苦，或阴囊潮湿，或阴囊瘙痒，或大便不爽等。五心烦热，肢体困重，舌质红，苔黄腻，脉沉细数。

8. 湿热瘀血证

主要症状：阳强，睾丸或阴茎疼痛。可能伴随的症状：痛如针刺，或头痛，或肢体烦重，或早泄，或头沉头昏，或阴囊潮湿，或大便不爽等。口苦口腻，舌质黯红瘀紫，苔黄腻或厚，脉沉滑或沉涩。

第一节 内服偏验方

一、中药内服偏验方

当归龙荟丸

【组成】当归、龙胆草、栀子、黄连、黄柏、黄芩、芦荟、大黄、木香、柴胡、连翘、知母、蜈蚣各适量。

【制法用法】水煎服。每日 1 剂。

【功效主治】清热燥湿、补血和血。主治阳强。

芍药甘草汤加味

【组成】白芍药 30g，甘草 20g，玄参 10g。

【制法用法】水煎服。每日 1 剂。

【功效主治】补血养血。主治阳强。

平阳汤

【组成】玄参 30g，沙参 20g，地骨皮、山茱萸、丹皮各 10g。

【制法用法】水煎服。每日 1 剂。

【功效主治】养阴安神、补肾。主治阴虚火旺之阳强。

倒阳汤

【组成】玄参、麦冬各 9g，肉桂 1g。

【制法用法】水煎服。每日 1 剂，分 2 次服。

【功效主治】滋阴安神。主治阳强易举。

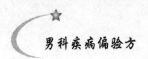

知母黄柏麦冬北沙参方

【组成】生石膏24g，生地12g，炙龟甲9g，知母、黄柏、麦冬、北沙参各6g，肉桂1.5g。

【制法用法】水煎服。每日1剂。

【功效主治】解热、镇痉。主治阳强。

知柏地黄汤

【组成】盐知母、盐黄柏、泽兰、当归、山萸肉、丹皮各10g，元参、赤芍、生地15g，川牛膝、龟甲、鳖甲各15g，泽泻20g。

【制法用法】水煎服。每日1剂。

【功效主治】活血祛瘀、利水消肿。主治阳强。

强中神方

【组成】元参、麦冬各90g，肉桂0.9g。

【制法用法】水煎服。每日1剂。

【功效主治】养阴清热。主治阳强。

生地败龟甲方

【组成】生地、败龟甲各12g，黄柏、知母、牛膝各9g，木通、龙胆草各4.5g。

【制法用法】水煎服。每日1剂，分3次服。

【功效主治】清热凉血、滋阴、潜阳、补肾。主治阳强。

昆布海藻方

【组成】昆布、海藻各30g，龟甲、牡蛎各12g，陈皮3g，炒白术 4.5g。

【制法用法】水煎服。每日 1 剂，分 2 次早晚服。

【功效主治】软坚散结、消肿利水。主治强中证。

麦冬知母汤

【组成】玄参、麦冬各 25g，知母、黄柏各 5g，肉桂 2.5g（为末另服）。

【制法用法】水煎服。每日 1 剂。

【功效主治】清热凉血、滋阴清心。主治阳强。

引火两安汤

【组成】麦冬 30g，玄参、沙参、丹皮各 7.5g，黄连、肉桂各 1.5g。

【制法用法】水煎服。每日 1 剂。

【功效主治】清热凉血、滋阴清心。主治阳强。

二、菜肴药膳偏验方

龙马童子鸡

【组成】虾仁 15g，海马 10g，子公鸡 1 只（宰杀后去毛及内脏洗净）葱、姜、味精食盐适量。

【制法用法】将虾仁、海马用温水洗净，泡 10 分钟，然后放入鸡腹内，再加葱段、姜块、清汤适量，上笼蒸至烂熟，拣去葱段、姜块，放入味精、食盐，另用豆粉勾芡收汁浇在鸡上即可食用。佐餐食用。

【功效主治】清热补肾。适用于阳强。

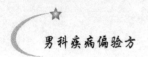

复方羊腰煎

【组成】羊腰 1 对，肉苁蓉 12g，枸杞 10g，巴戟天 8g，熟地 10g。

【制法用法】上述数味同炖。吃肉饮汤，每日 1 次。

【功效主治】滋阴潜阳。适用于阳强。

桃仁煲墨鱼

【组成】桃仁 10g，墨鱼（约 250g）1 条。

【制法用法】将鱼洗净切块，连骨，合桃仁煲汤，调味。饮汤食鱼，每日 1 剂。

【功效主治】安神。适用于阳强。

三、粥汤药膳偏验方

莲子粥

【组成】糯米 50g，苡仁、莲子心各 30g。

【制法用法】一起煮粥服食。每日 1 剂。

【功效主治】清热、益肝肾。适用于阳强。

生地黄粥

【组成】鲜生地、陈仓米各适量。

【制法用法】将鲜生地捣烂，取汁 150ml，兑入陈仓米煮成的粥内，搅拌和匀，即可食用。每日 1 剂。

【功效主治】清热补肾。适用于阳强。

百合粥

【组成】鲜百合 30~50g，粳米 50g，冰糖适量。

【制法用法】先用粳米加水煮粥，至将熟时下入百合煮熟，调入冰糖适量，即可食用。每日 1 剂。

【功效主治】清心清热。适用于阳强不倒。

天门冬粥

【组成】天门冬 15~20g，粳米 100g，冰糖少许。

【制法用法】先煎天冬，去渣取汁，然后入粳米煮粥，候熟，入冰糖少许，稍煮即可。每日 1 剂，空腹食用。

【功效主治】滋阴、祛火。适用于阳强。

桃仁粥

【组成】桃仁 10~15g，粳米 50~100g。

【制法用法】将桃仁捣烂如泥，去皮，研汁去渣，与粳米同煮为稀粥。每日 1 剂。

【功效主治】安神、祛火。适用于阳强。

鳖肉枸杞汤

【组成】鳖肉 1 个，枸杞子 100g。

【制法用法】炖汤分多次连肉服食。每日 1 剂。

【功效主治】滋阴补肾。适用于阳强。

猪肾汤

【组成】猪肾 1 枚，海带 30g。

【制法用法】共入锅内，文火炖烂服食。每日 1 剂。

【功效主治】补肾。适用于阳强。

木耳红枣汤

【组成】黑木耳 15~30g，红枣 20~30 枚。

【制法用法】煎汤。每日 1 剂。

【功效主治】补血安神。适用于强中。

四、茶饮药膳偏验方

黑豆甘草饮

【组成】黑豆 15g，甘草 6g。

【制法用法】水煎。频服。

【功效主治】滋阴、祛火。适用于阴虚火旺型阳强。

木耳饮

【组成】黑木耳 10g，糖少许。

【制法用法】上药加水煮烂服食。每日 1 剂。

【功效主治】活血、清火。适用于阳强。

泽泻茶

【组成】泽泻 15g。

【制法用法】煎汤。代茶饮。

【功效主治】利水泄热。适用于阴茎勃起异常。

八仙茶

【组成】粳米、黄粟米、黄豆、赤小豆、绿豆各 750g，细茶

500g，芝麻375g，花椒75g，小茴150g，干白姜、炒白盐各30g。

【制法用法】上药研成细末和合一处，外加麦面，炒黄熟，与前11味等份拌匀，磁罐收贮，胡桃仁、南枣、松子仁、白砂糖之类，任意加入。每服3匙，白开水冲服。

【功效主治】清热利水。适用于阳强。

芝麻养血茶

【组成】黑芝麻6g，茶叶3g。

【制法用法】将黑芝麻炒黄后，与茶叶一起加水适量煎煮，或用沸水冲泡焖10分钟即可。每日1~2剂，饮汤及食芝麻与茶叶。

【功效主治】清热补肾。适用于阳强。

返老还童茶

【组成】乌龙茶3g，槐角、冬瓜皮各18g，山楂肉15g，制何首乌30g。

【制法用法】先将槐角、制何首乌、冬瓜皮、山楂肉4味，用清水煎沸20分钟左右，去药渣，取沸烫药汁冲泡乌龙茶即可。每日1剂，温热饮服。

【功效主治】活血利水。适用于阳强。

虾米茶

【组成】虾米500g。

【制法用法】将新鲜虾米洗净后，拌上少量的盐，待水烧开，把鲜虾放入锅内煮沸，捞出晒干，去掉虾壳，然后装入罐子密封。泡茶时，杯内放入虾米，适量白糖，焖泡5分钟后即可服用。

每次 10g，一日 2 次，边喝边吃虾米。

【功效主治】补肾泻火。适用于阳强。

第二节　外用偏验方

一、敷贴偏验方

皮硝敷贴法

【组成】皮硝适量。

【制法用法】将皮硝敷在两手劳宫穴上，合掌，皮硝自然溶化即可。每日 2 次。

【功效主治】泻火。适用于虚火妄动之阳强。

敷脐法

【组成】黄连、知母、栀子、青皮各 10g，川楝子 20g，白芷 10g，丁香 6g。

【制法用法】将上药研成细末，井水调和成糊状，取适量填入脐中，盖以纱布，胶布固定。每日 1 次。

【功效主治】清火利水。适用于各类阳强。

肉桂艾叶敷贴法

【组成】肉桂、艾叶各 20g。

【制法用法】肉桂、艾叶混合研成细末，井水调成糊状，取适量分别敷于两足之涌泉穴，盖以纱布，胶布固定。1 日 1 次。

【功效主治】清热补肾。适用于虚火妄动之阳强。

包敷法

【组成】鲜丝瓜汁（或西瓜汁）适量五倍子末 30g，如意金黄散 120g。

【制法用法】上药调成糊状，涂敷阴茎及阴囊，用纱布包裹。1 日 1 次。

【功效主治】清火固精。适用于阳强。

冰敷法

【组成】冰块。

【制法用法】将冰块摩擦勃起之阴茎 15 分钟。1 日 1 次。

【功效主治】祛火。适用于热盛之阳强。

【注意】不可冰冻局部太久，以免冻伤。

大蒜外敷法

【组成】大蒜 120g。

【制法用法】上药捣烂成糊状，外敷肋脊角、腰痛肾区或小腹部。每日 2~3 次，连用数日。

【功效主治】清火。适用于阳强。

麝香冰片敷贴法

【组成】麝香 0.5g，冰片 2~3g。

【制法用法】用大蒜汁或生姜汁调成稀糊状，可酌加食盐少许，置于纱布或胶纸上，贴于脐下 2 寸之小腹外，或贴于腰部双侧肾区（用药加倍），保留 3~5 小时。可重复换药 1~3 次。

【功效主治】活血清火。适用于阳强。

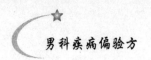

五倍子敷脐法

【组成】五倍子，辰砂各等份。

【制法用法】上药共研末后，冷水调匀，临睡前敷脐部。每日1次。

【功效主治】降火固精。适用于阳强。

丝瓜外敷法

【组成】鲜丝瓜汁（或丝瓜叶捣烂取汁）。

【制法用法】调入五倍子细末 30g，如意金黄散 120g，成糊状，涂敷于阴茎，肾囊与会阴部，用纱布包缠。每日2次。

【功效主治】降火。适用于阳强。

二、擦洗偏验方

膏擦法

【组成】水蛭9条，麝香 0.3g，苏合香 1g。

【制法用法】先将水蛭阴干研末，再加入麝香，苏合香共研细末，入蜜少许调和成膏，用此膏擦左脚心（涌泉穴），阴茎即萎软。每日1次。

【功效主治】活血补肾。适用于阳强。

洗足法

【组成】肉桂 30g，透骨草 40g，白芷 20g。

【制法用法】加水煎煮上方，去渣取汁，将两足浸泡于药汁中15分钟。每日1次。

【功效主治】补肾降火。适用于虚火妄动之阳强。

穴洗法

【组成】补骨脂 20g，韭子 20g，白芷 10g，大豆皮 40g。

【制法用法】加水煎煮上方，去渣取汁，用洁净纱布沾药汁擦洗涌泉、下腹丹田穴。每日 1 次。

【功效主治】活血祛湿。适用于虚火妄动之阳强。

缠渍法

【组成】当归、地龙、草乌、乳香、没药、五灵脂、白芥子各 15g，木鳖子（炒黄后研粉）5g。

【制法用法】水煎存 300ml，药布浸吸，缠渍阴茎。早晚各 30 分钟。

【功效主治】养血补肾。适用于强中。

熏洗法

【组成】皮硝 40g。

【制法用法】将上药水煎煮后，趁热熏洗会阴部。每日 1 次，如不效可行 2 次熏洗。

【功效主治】清热利水。适用于阳强。

灌肠点滴法

【组成】虎杖、赤芍、蒲黄、透骨草各 20g。

【制法用法】上药煎煮 30 分钟，去渣取汁。用灌肠器将药汁灌入肛内，保留一夜。每日 1 次。

【功效主治】清热利湿化瘀。适用于瘀血阻窍之阳强。

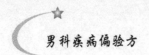

南蛇油外涂法

【组成】南蛇油。

【制法用法】将油点涂生殖器底下，连涂 3 夜。每日 1 次。

【功效主治】清火。适用于虚火阳强。

五倍丝瓜外涂法

【组成】五倍子细末 30g，鲜丝瓜叶汁适量。

【制法用法】用鲜丝瓜捣汁，调五倍子末，涂阴茎，用纱布包缠。每日 2 次。

【功效主治】降火固精。适用于阳强。

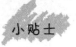
小贴士

阳强患者生活起居要点

1. 忌辛辣、烟酒等刺激性食物。

2. 忌用大辛大热或金石燥热助阳之药品。

3. 劳动中或体育活动中，注意保护阴部，避免撞击或外伤。

4. 阳强多由肾阴亏损，阴虚阳亢，相火妄动；情志不舒，久郁化火，或暴怒伤肝、肝火亢盛，肝火循经下扰宗筋等因所致。故患者应注意调养精神，耐心服从治疗，不要精神紧张。

第五章　阳缩

阳缩，是以突然起病、阴茎、睾丸、阴囊突然内缩，伴小腹拘急、疼痛剧烈为特征的一种男科病。亦称"阴缩"。中医认为，阳缩多因寒凝肝脉、脾肾阳虚等所致。多指瘟疫热毒，表现为发病急骤，高热寒战，疼痛剧烈，烦躁谵语，患部出现红肿热痛，功能障碍等一系列临床综合征。

中医将阳缩证分为两型

1.肾阳虚衰型

多由于肾阳亏损、命方火弱、阴寒内生，因寒性凝滞而收引，故使外生殖器拘急挛缩、睾丸及阴囊上提而掣痛。其症状除阴囊内缩、睾丸上提近腹，时发阴茎掣痛外，常伴有小腹冷痛、形寒肢冷、腰膝酸软、面色苍白、脉象沉迟，舌淡胖、苔薄白等症状。

2.寒阻肝经型

多由冒雨涉水，或衣着单薄，寒湿入侵肝肾经脉，气血凝滞，外生殖器收引，少腹冷痛；若肾气素弱，突感寒湿，则更易发生本病。其症多突然起病，前阴寒冷，阴茎内缩掣痛，睾丸上

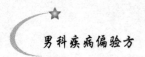

窜，阴囊及少腹挛急，甚则周身寒战发冷，舌淡苔白润，脉弦或弦紧。

第一节　内服偏验方

一、中药内服偏验方

大茴香散

【组成】大茴香 15g。

【制法用法】炒焦研末，调红糖，用黄酒冲服。每日 1 剂。

【功效主治】散寒、理气。主治阳缩。

吴萸散寒散

【组成】吴萸 30g。

【制法用法】将药炒出白烟时，用水冲服。每日 1 剂。

【功效主治】温肾散寒。主治阳缩。

附桂温阳汤

【组成】桂枝、熟附子、干姜、白术、炙甘草、韭菜子、锁阳、巴戟天、阳起石各 15g，益智仁 9g。

【制法用法】水煎 2 次。分 2 次服，每日 1 剂。

【功效主治】补肾助阳、散寒。主治阳缩。

固阳汤

【组成】黄芪 30g，人参 15g，茯苓 12g，干姜、附子、厚朴各 10g，良姜 6g。

【制法用法】水煎服。每日 1 剂。

【功效主治】补气血、温中散寒。主治阳缩。

回阳汤

【组成】木香、干姜、全蝎各 6g，荜澄茄、吴茱萸各 10g，附子 12g。

【制法用法】水煎服。每日 1 剂。

【功效主治】行气、温阳散寒。主治阳缩。

大固阳汤

【组成】白术、人参各 10g，熟附子、炮姜各 9g，木香、肉桂（冲服）各 6g。

【制法用法】水煎 2 次。分 2 次服，每日 1 剂。

【功效主治】益气、温肾散寒。主治阳缩。

正阳汤

【组成】附子（去皮）、皂角（炙、去皮弦）各 30g，干姜（炒）、炙甘草各 5g，麝香 2g。

【制法用法】研极细末。每服 3g，水一盏，不拘时和渣温服。

【功效主治】回阳救逆、补火助阳、散寒止痛。主治阳缩。

回阳散寒汤

【组成】肉桂 20g，人参、干姜、吴茱萸各 15g，白术、小茴香各 10g。

【制法用法】方中附子先煎，余药后下。每日 1 剂。

【功效主治】补气理气、散寒助阳。主治阳缩。

吴茱萸汤

【组成】吴茱萸、党参、泽泻各 12g，盐小茴香、乌药、生姜各 10g，大枣 3 枚。

【制法用法】水煎服。每日 1 剂。

【功效主治】理气、燥湿、散寒。主治阳缩。

三仙散

【组成】附子 12g，干姜 10g，肉桂 9g。

【制法用法】水煎服。每日 1 剂，分 3 次服。

【功效主治】补火助阳、逐风寒湿邪。主治阳缩。

敛阳丹

【组成】附子、干姜各 9g，丁香、砂仁、白蔻、红豆、良姜、肉桂各 3g。

【制法用法】水煎。每日 1 剂，分 2 次服。

【功效主治】温中、暖肾、散寒。主治阳缩。

二、菜肴药膳偏验方

参桂肝

【组成】肉桂 3g，人参 12g，鸡肝（或猪肝 50g）1~2 个。

【制法用法】上药隔水炖服。佐餐食用。

【功效主治】补肾阳。适用于阳缩。

虫草炖雄鸭

【组成】雄鸭 1 只，冬虫夏草 18g，葱段 6g，姜 3g，料酒

10g，肉汤 1.25kg，盐适量。

【制法用法】将鸭宰好洗净，除去内脏，放入沸水中焯一下，捞出斩去鸭嘴，将鸭翅盘在鸭背上。用尖竹筷斜刺鸭的胸腹部，每插一孔塞入 1 条洗净的冬虫夏草，插完后加料酒、葱、姜、肉汤，用纱纸封住碗口，蒸至肉烂，拣去葱、姜、加盐调味即成。食肉喝汤。

【功效主治】滋补肾阳。适用于阳缩。

葱炖猪蹄

【组成】猪蹄 4 个，葱 50g。

【制法用法】将猪蹄洗净划口，加葱置锅中，先用旺火煮沸，再用小火炖烂。佐餐食用。

【功效主治】滋阴补肾。适用于阳缩。

核桃炖蚕蛹

【组成】核桃肉 100~150g，蚕蛹（略炒过）50g。

【制法用法】将核桃肉与蚕蛹同放盅中，隔水炖熟。隔日 1 次。

【功效主治】补气养血。适用于阳缩。

白羊肾羹

【组成】白羊肾 2 具切片，肉苁蓉 30g，酒浸切片，羊脂 120g，切片，胡椒 6g，陈皮 3g，荜茇 6g，草果 6g，葱、盐、姜、适量。

【制法用法】先将肉苁蓉、胡椒、陈皮、荜茇、草果放入绢袋内扎口，与羊肾、羊脂、葱、盐、姜同煮作汤，汤热再加入面做羹食之。佐餐食用。

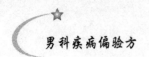

【功效主治】养血补肾。适用于阳缩。

归参山药猪腰

【组成】当归、党参、山药各 10g，猪腰 500g。

【制法用法】先将猪腰切开，剔去筋膜臊腺，洗净后放砂锅内，加入当归、党参、山药及适量水，文火清炖至猪腰熟透，捞出猪腰，待冷，切片放盘内，放调料品后食用。佐餐食用。

【功效主治】滋阴补肾。适用于阳缩。

三、粥汤药膳偏验方

菟丝子粥

【组成】菟丝子（鲜者可用 60~100g）30~60g，粳米 100g，白糖适量。

【制法用法】先将菟丝子洗净后捣碎，或用新鲜菟丝子捣烂，水煎，取汁，去渣后，入米煮粥，粥将成时，加入白糖稍煮即可。早晚服，7~10 天为 1 疗程，隔 3~5 天再服。

【功效主治】补肾益精。适用于阳缩。

鹿角胶粥

【组成】鹿角胶 15~20g，粳米 100g，生姜 3 片。

【制法用法】先将粳米做粥，待沸后，放入鹿角胶、生姜同煮为稀粥。每日 1~2 次，3~5 天为 1 疗程。

【功效主治】益肝补肾。适用于阳缩。

肉苁蓉粥

【组成】肉苁蓉 15g，精羊肉 100g，粳米 50g。

【制法用法】肉苁蓉加水 100g，煮烂去渣；精羊肉切片入砂锅内加水 200g，煎数沸，待肉烂后，再加水 300g；将粳米煮至米开汤稠时，加入肉苁蓉汁及羊肉再同煮片刻停火，盖紧盖焖 5 分钟即可。每日早晚温热服。

【功效主治】补肾壮阳。适用于阳缩。

茴香粥

【组成】小茴香 10g，粳米 60g。

【制法用法】小茴香洗净布包，水适量，共煮为粥。分次食用。

【功效主治】温肾散寒。适用于阳缩。

生姜粥

【组成】生姜 15g，葱白 3 段，粳米 100g。

【制法用法】生姜洗净切片，共煮为粥。分次食用。

【功效主治】助阳散寒。适用于阳缩。

芡实茯苓粥

【组成】芡实 15g，茯苓 10g，大米适量。

【制法用法】将芡实、茯苓捣碎，加水适量，煎至软烂时再加入淘净的大米，继续煮烂成粥。1 日分顿食用，连吃数日。

【功效主治】固肾涩精。适用于阳缩。

羊外肾粥

【组成】羊外肾（即山羊或绵羊的睾丸）2 个，糯米适量。

【制法用法】将羊外肾洗净血液，悬通风处晾干，然后与糯米煮粥食之。每日 1~2 次。

【功效主治】益气补肾。适用于阳缩。

远志枣仁粥

【组成】远志肉、炒枣仁各 10g，粳米 50g。

【制法用法】洗净后置锅中加水煮成粥。作夜宵食之。

【功效主治】安神补肾。适用于阳缩。

当归生姜羊肉汤

【组成】当归 9g，生姜 15g，羊肉 50g。

【制法用法】将羊肉洗净放入沸水中氽去血水后捞出，切成薄片，与洗净切好的生姜、当归一起入锅，先用旺火烧沸，除去浮末，改用慢火炖 1 小时即成。吃肉饮汤。

【功效主治】活血益气。适用于阳缩。

复元汤

【组成】怀山药 50g，肉苁蓉、生姜、绍酒各 20g，菟丝子 10g，葱白 3 根，胡桃肉 2 个，粳米 100g，瘦羊肉 500g，羊脊骨 1 具，八角、花椒、胡椒粉、盐各适量。

【制法用法】羊脊骨洗净砍成数段，羊肉洗净，一起放入沸水中，氽去血水，再洗净；怀山药、肉苁蓉、菟丝子、胡桃肉等用纱布袋装好，扎紧袋口；生姜、葱白拍破；羊肉切成条块。将食物与药物同时下锅，加水适量，用旺火烧沸，除去浮沫，放入花椒、八角和绍酒，改用慢火炖至肉烂，加胡椒粉、盐调味即成。吃肉喝汤。

【功效主治】滋阴补肾固精。适用于阳缩。

玄明粉菠菜猪血汤

【组成】鲜菠菜 500g，玄明粉 12g，猪血 250g。

【制法用法】鲜菠菜洗净切断，猪血切成块，清水适量煮汤，汤成加玄明粉 12g，拌匀服食。每日 1 剂。

【功效主治】活血益肾。适用于阳缩。

四、茶饮药膳偏验方

姜汁饮

【组成】生姜捣汁。

【制法用法】加少量开水饮服。随时服。

【功效主治】助阳散寒。适用于阳缩。

生姜红糖水

【组成】生姜 30g（或老姜 20g），红糖适量。

【制法用法】生姜煎水，入红糖，热服。随时服。

【功效主治】补中散寒。适用于阳缩。

淫羊藿茶

【组成】淫羊藿 20g。

【制法用法】上药煎煮或沸水冲泡。代茶长期饮用。

【功效主治】补肾阳。适用于阳缩。

虫草速溶晶

【组成】人参、冬虫、夏草。

【制法用法】将上味制成黑褐色颗粒。每袋 2g。开水冲溶，代茶饮用。

【功效主治】益气补肾。适用于阳缩。

核桃速溶茶

【组成】核桃仁 500g，藕粉 100g，白糖 500g。

【制法用法】选用新核桃仁，用文火炒焦，磨细，将核桃仁粉、藕粉、白糖混合均匀，贮藏备用。饮用时，取数匙，开水冲沏，边冲边搅拌即可。代茶饮用。

【功效主治】益气补肾。适用于阳缩。

五、药酒偏验方

独椒酒

【组成】独椒（八瓣花椒）18g，白酒 250g。

【制法用法】将上味洗净，切碎，放入广口酒瓶内，倒入白酒，盖严，浸泡 7~10 天即成。每服 1 酒盅，日服 2 次。

【功效主治】散寒利湿。适用于肾虚阳缩。

独椒煮酒

【组成】独椒 12~18g，硫黄 1.5~3g，吴萸 1.5~6g，肉桂 1.5~4.5g，小茴香 3g，菟丝子 9~15g，白酒适量。

【制法用法】将上 6 味洗净，碎之，共置入砂锅内，加水适量，煎取浓汁，去渣，兑入白酒 100ml 煮 2~3 沸，温服。每服 1 酒盅，日服 2 次。

【功效主治】助阳散寒。适用于肾虚阳缩。

白酒冲胡椒

【组成】老白干（60度以上）适量，胡椒50粒。

【制法用法】白干酒用水温热，冲入轧碎的胡椒上，趁热服用。每服1酒盅，日服2次。

【功效主治】温阳散寒。适用于阳缩。

虾椒酒

【组成】白酒（60度以上）适量，红尖辣椒2~3个，鲜虾100g。

【制法用法】先将辣椒，鲜虾用油炒熟，冲入白酒煮沸，趁热顿服。每服1酒盅，日服2次。

【功效主治】活血补肾。适用于阳缩。

淫羊藿酒

【组成】淫羊藿200g，白酒2000ml。

【制法用法】将淫羊藿加工碎，装入布袋中，浸泡在白酒内，封固3天后即可饮用。每天睡前饮服15~20ml。

【功效主治】补肾壮阳。适用于阳缩。

胡桃酒

【组成】胡桃仁120g，小茴香20g，杜仲、补骨脂各60g，白酒2000ml。

【制法用法】将上药加工成小块，与白酒同置入容器中，密封浸泡15天即成。早、晚各饮服1次，每次20~30ml。

【功效主治】益气活血、补肾。适用于阳缩。

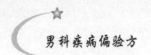

鹿茸虫草酒

【组成】鹿茸 10g，冬虫夏草 45g，高粱酒 800ml。

【制法用法】将上药制成软片，放入净瓶中，倒入高粱酒密封。置阴凉处，经常晃动，10 天后过滤即可饮用。每日服 1 次，每次 20~30ml。

【功效主治】补肾、活血。适用于阳缩。

期颐酒

【组成】红枣 62g，仙茅、黑豆各 30g，肉苁蓉、菟丝子、淫羊藿各 24g，当归、陈皮、金钗石斛、牛膝、枸杞子各 15g，无灰黄酒 2000ml，好烧酒 4500ml。

【制法用法】将上药制成粗末，装入绢袋，浸于上述两种酒中，封固容器，隔水加热一个半小时，然后取出，埋于土中 7 天，取出后便可饮用。每次适量。

【功效主治】生血、益肾、固精。适用于年老肾阳不振阳缩。

鹿茸党参酒

【组成】鹿茸片 20g，冬虫夏草 90g，高粱酒 1500ml，淫羊藿 20g，党参 20g。

【制法用法】将洗净的鹿茸片、冬虫夏草等装入绢袋内，扎紧袋口，置于瓷坛中，加入高粱酒，密封坛口。每日振摇 1 次，浸泡 10 日以上：每晚服 30ml。

【功效主治】活血补肾、益精。适用于阳缩。

仙茅酒

【组成】仙茅 60g，白酒 500g。

【制法用法】将仙茅加工碎，置入净瓶中，倒入白酒，加盖封严，置阴凉处，每日摇晃数次，经 7 天后即可饮用。每日早、晚各 1 次，每次饮服 10~15ml。

【功效主治】活血、补肾、固精。适用于阳缩。

巴戟菟丝酒

【组成】巴戟天、菟丝子各 25g，白酒 500ml。

【制法用法】将上药加工碎，浸泡于酒中，封盖，经常振摇，置阴凉处。7 天后开封饮用。每日 2~3 次，每次 10~15ml。

【功效主治】补肾益精。适用于阳缩。

助阳益寿酒

【组成】党参、熟地黄、枸杞子各 20g，沙苑子、淫羊藿、公丁香各 15g，远志肉、荔枝肉各 10 个，沉香 6g，白酒 1000ml。

【制法用法】将上药加工碎，用细纱布袋盛之，扎紧口，置干净瓦坛中，将白酒全部倒入坛中，密封，置阴凉干燥处。经 3 昼夜后，稍打开口盖，再置文火上煮数百沸，取下稍冷后加盖，再放入冷水中拔去火毒，密封后置干燥处。经 21 天后开封，去掉药袋，即可饮用。每日早、晚各 1 次，每次空腹温饮 10~20ml。

【功效主治】滋阴凉血、补肾益精。适用于阳缩。

第二节 外用偏验方

一、敷贴偏验方

温肾疗缩方

【组成】吴萸 9g，莲须 50g。

【制法用法】共捣烂，炒敷肚脐。分 2 包轮流换敷。

【功效主治】固肾涩精。主治阳缩。

敷脐疗法

【组成】白胡椒 3g，大蒜 1 头食盐 5g，冷米饭 1 团。

【制法用法】将上 4 味共捣成泥，做饼敷于肚脐上，1 小时后取下。每日 1 次。

【功效主治】温中散寒。主治较轻微之阳缩。

热敷法

【组成】大葱 250g，生姜 40g，硫黄 30g，胡椒 15g。

【制法用法】先将生姜、胡椒、硫黄研成细末，再与切碎之大葱共捣。敷于神阙及脐下丹田穴，其上再加热敷。每日 1 次。

【功效主治】理气祛寒、通阳解表。主治肾阳衰微之阳缩。

熨脐法

【组成】棉花适量。

【制法用法】以棉花铺脐上约 1 寸厚，再以热水袋放其上熨之，病解为止。每日 1 次。

【功效主治】祛寒散湿。主治阳缩。

热熨法

【组成】食盐 500g，生川乌、生草乌各 10g。

【制法用法】共炒至食盐变色时加少许白酒再炒 2~3 分钟，热熨小腹及外生殖器附近的大腿内上侧部。每日 1 次。每次 20~30 分钟。

【功效主治】行气止痛、温肾散寒。主治阳缩。

敷贴法

【组成】川楝子 20g，透骨草 15g，丹皮 12g，赤芍 12g，冰片 3g。

【制法用法】将上述药物研成细末，童便适量调和成膏，敷贴于关元穴位置，盖以纱布，胶布固定。每日 1 次。

【功效主治】行气、活血化瘀、利尿解毒、通经透骨。主治阳缩。

食盐热敷法

【组成】食盐 40~50g。

【制法用法】将食盐炒热后，以白棉布包好，置于关元、中极处热敷。每日 1 次。

【功效主治】祛寒散湿。主治阳缩。

茴香姜汁热敷法

【组成】小茴香 30~40g，生姜汁适量。

【制法用法】将小茴香、生姜汁拌匀后，炒热，以白棉布包好，置于关元、中极处热敷。每日 1 次。

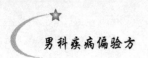

【功效主治】理气祛寒。主治阳缩。

黑附子热敷法

【组成】黑附子12g，吴茱萸、龙眼肉、胡椒、干姜各10g。

【制法用法】研为细末，用开水调成膏敷神阙穴，外加热敷，内服成药桂枝理中丸。每日1次。

【功效主治】除湿祛寒。主治阳缩。

二、熏洗偏验方

坐浴法

【组成】小茴香40~50g，生姜20g，食盐15~20g。

【制法用法】上药水煎后置于便盆内，坐浴，并以其蒸气熏阴部。每日1次。

【功效主治】理气散寒。适用于阳缩。

熏洗法

【组成】王不留行子、小茴香适量。

【制法用法】将小茴香打碎，加等量的王不留行子，共煎2分钟后，趁热熏洗会阴部。每日1次。

【功效主治】理气祛寒。适用于阳缩。

熏敷法

【组成】老生姜30g，四季葱心30g，净黄土120g，大曲酒适量。

【制法用法】先将土炒极热，加入切碎姜葱同炒，香气出加曲酒制成糊状，放布上约半寸厚，对准阴囊先熏后敷，待睾丸落下，去药。每日 1 次。

【功效主治】散寒活血。适用于阳缩。

小贴士

阳缩患者生活起居要点

1.痊愈之前忌房事，痊愈后巩固一段以后再行房事，但要注意节制，行房后切忌感寒、饮冷。

2.禁食寒凉之物和寒性药品。

3.居处不宜寒湿，居室以干燥温暖为宜。

4.睡眠和衣着方面，要注意保暖，不可贪凉露宿。下身衣物尤不可过于单薄。

第六章　血精

性交时出现血性精液，称为血精或精血。轻者排出的精液淡红色，严重时精液里面可见有鲜红血丝；有时可表现排精疼痛、精液量减等症状。中医认为，多属下焦湿热、阴虚火旺，伤扰精室所致。

血精的中医辨证分型如下。

1. 湿热下注

发病较急，精索肿胀疼痛，局部色红而灼热，寒战，口干，全身发热，舌质红，苔黄腻，脉弦数。

2. 气滞血瘀

精索胀痛或刺痛，触之变粗变硬，舌质紫暗，苔黄，脉弦或涩。

3. 肝肾阴虚

起病较缓，病程较长，精索胀痛较轻，或仅有牵拉不适感，伴头晕目眩，腰膝酸软，五心烦热，口干咽燥，舌红少苔，脉弦细数。

4. 瘀血内阻

精液暗红而下，或随尿液排出，或夹有血块，会阴部刺

110

痛，面色晦滞，舌质紫暗，或有瘀点、瘀斑，脉弦涩。

第一节 内服偏验方

一、中药内服偏验方

肾虚血精方

【组成】蚕蛾 2 只阴干，黑参锉碎少许。

【制法用法】上药共研末，以米汤调服。1 日 1 剂。

【功效主治】强阴益精。主治肾阳所致的血精、遗精等。

理血汤

【组成】生龙骨、藕节、旱莲草、生牡蛎各 15g，白头翁、生白芍各 12g，海螵蛸、茜草、阿胶各 10g。

【制法用法】水煎服。每日 1 剂。

【功效主治】滋补肝肾、重镇安神。主治血精。

三妙汤

【组成】苍术、黄柏、牛膝各 4.5g，一枝黄花 10g，地锦草、马鞭草各 15g，甘草 3g。

【制法用法】水煎服。每日 1 剂。

【功效主治】通经、补肝肾、强筋骨、燥湿健脾、祛风散寒。主治血精。

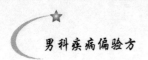

知柏地黄汤

【组成】知母、黄柏、生地各12g，丹皮、泽泻、茯苓、花粉、槐花、小蓟各10g。

【制法用法】水煎服。每日1剂。

【功效主治】清热凉血、滋阴降火、润燥。主治血精。

血精汤

【组成】菟丝子、金樱子各20g，枸杞子、女贞子、五味子、山栀、生地、生侧柏叶、生艾叶、黑芥穗、生荷叶各15g。

【制法用法】水煎。每日1剂，分2次服。

【功效主治】凉血利尿、补肾益精。主治血精。

加味石苇散

【组成】石苇、冬葵子、瞿麦、车前子、滑石、丹皮各15g，知母12g。

【制法用法】水煎。每日1剂，日分2次温服。

【功效主治】清热、利尿、破血通经。主治血精。

滋阴补肾汤

【组成】女贞子、旱莲草、茯苓、山药各10g，生地12g，丹皮、白芍、泽泻各6g。

【制法用法】水煎服。每日1剂，每剂2煎。

【功效主治】补肾滋阴。主治血精。

凉血止血汤

【组成】侧柏炭20g，大小蓟、蒲公英、生地各15g，知母、黄柏、丹皮、蔻仁、竹叶各 10g，三七粉（冲服）0.3g。

【制法用法】水煎，每剂 2 煎。每日 1 剂。

【功效主治】收敛止血、保精养血、退热补虚。主治血精。

三妙方

【组成】生地 15g，车前草、小蓟各 12g，黄柏、苍术、蒲黄、藕节、栀子各 10g，甘草、木通各 6g。

【制法用法】水煎服。每日 1 剂。

【功效主治】清热利尿、渗湿止血。主治血精。

二至地黄汤

【组成】女贞子、旱莲草、生地、炒丹皮、茯苓、山药、山萸肉、泽泻各适量。

【制法用法】水煎。每日 1 剂，分 2 次温服。

【功效主治】凉血止血、补肾滋阴。主治血精。

水牛角方

【组成】水牛角 25g，生地、白茅根各 15g，鲜藕节 10g，白芍、丹皮、仙鹤草、当归各 7.5g。

【制法用法】水煎服。每日 1 剂。

【功效主治】清热、凉血、解毒。主治血精。

蒲灰散

【组成】生蒲黄 20g，滑石、炒山栀子、赤芍、当归、生地、木通、赤茯苓、生甘草各 10g。

【制法用法】诸药共研细末，水煎。每次 15g，连渣服尽，每日分 3 次服用。

【功效主治】凉血止血。主治血精。

止血汤

【组成】大蓟、小蓟、藕节各 15g。

【制法用法】水煎服。每日 1 剂。

【功效主治】止血散瘀。主治血精。

血精方

【组成】紫草 25g。

【制法用法】水煎。日服 2 次。

【功效主治】清热凉血。主治血精。

黄芪散

【组成】黄芪 3g，桂心 0.6g。

【制法用法】上药为散。酒服 3g，每日 3 次。

【功效主治】补气益精、补劳伤。主治血精。

二六血精汤

【组成】苎麻根 20g，女贞子、旱莲草、茯苓各 10g，生地 12g，丹皮、山药、泽泻各 6g。

【制法用法】水煎服。每日 1 剂。

【功效主治】清热、止血。主治血精。

二、菜肴药膳偏验方

肉桂炖鸡肝

【组成】鸡肝 1~2 具，肉桂 2~3g，生姜数片，盐、味精各少许。

【制法用法】将鸡肝、肉桂洗净，同放入瓷盅内，加入生姜及清水适量，上盖，隔水炖熟，加盐及味精等调味。饮汤吃鸡肝。

【功效主治】散寒温肾。适用于血精。

韭菜煸虾

【组成】虾仁100g，韭菜250g，菜油、味精、食盐各适量。

【制法用法】韭菜洗净切段备用，将虾仁用温热水泡软待用，然后将锅中放入菜油，烧熟后，即倒入虾仁、韭菜同炒熟，加盐和味精，炒匀即起锅。佐餐食用。

【功效主治】补肾阳。适用于血精。

桃仁墨鱼

【组成】墨鱼1条，桃仁6g。

【制法用法】将墨鱼洗净与桃仁同煮，鱼熟后去汤。只食鱼肉。佐餐食用。

【功效主治】活血化瘀。适用于血精。

杜仲腰花

【组成】杜仲12g，猪腰250g，绍酒25g，葱、酱油各50g，大蒜、生姜各10g，混合油100g，醋、味精、盐、白糖、花椒、豆粉各适量。

【制法用法】将猪腰（猪肾）剖开，除去腰臊筋膜，切成腰花；杜仲洗净，加清水熬取50ml药汁；姜切成指甲片，葱切成段，取一半杜仲汁，加入绍酒、豆粉、盐调拌腰花；糖、味精、醋、酱油和豆粉兑成汁；将锅置于旺火上烧热，倒入油烧至八成熟时，放入花椒、腰花、葱、姜、蒜，快速炒散，倒入汁，翻炒均匀，颠翻几下即成。佐餐食用。

【功效主治】祛湿散寒。适用于血精。

三、粥汤药膳偏验方

薏米粥

【组成】生薏米 100g，白米 50g。

【制法用法】先将薏米煮烂，后入米煮粥。晨起作早餐食之。

【功效主治】祛湿。适用于血精。

鲜藕粥

【组成】鲜藕 50g，粳米 50g，白糖适量。

【制法用法】鲜藕与粳米共煮成粥，放白糖适量调服。每日 1 次。

【功效主治】凉血益精。适用于血精。

苡仁粥

【组成】苡仁 100g，白术 50g。

【制法用法】洗净共煮粥食用。每日 1 次。

【功效主治】燥湿利水、祛湿。适用于血精。

山药莲肉糯米粥

【组成】山药、莲子肉各 30g，糯米 100g。

【制法用法】洗净熬粥食用。每日 1 次。

【功效主治】益气凉血。适用于血精。

生地黄粥

【组成】生地黄汁 150ml，陈仓米适量。

【制法用法】取生地黄汁加入陈仓米粥中，搅拌匀，食之。每日 1 次。

【功效主治】滋阴祛火。适用于血精。

芡实粉粥

【组成】芡实粉 30g，核桃肉 15g，打碎红枣 5~7 个去核。

【制法用法】芡实粉先用凉水打糊，放入滚开水中搅拌，再入核桃肉，红枣肉，煮熟成糊粥，加糖食用。不拘时。

【功效主治】补血益精。适用于血精。

鲤鱼汤

【组成】新鲜鲤鱼 1 尾，小椒末 1.5g，芫荽末 1.5g，葱、料酒、姜、盐、荜茇、醋各适量。

【制法用法】先将鱼去鳞和内脏，洗净切块，再与小椒末、芫荽末、葱、酒、盐拌；再下入清汤内煮，鱼熟放入醋、荜茇、生姜调和即可。饮汤，吃肉。

【功效主治】补肾、益气、固精。适用于血精。

四、茶饮药膳偏验方

二花茶

【组成】荠菜花、蚕豆花各 10~15g。

【制法用法】上药放入杯中，沸水冲泡。代茶频饮。

【功效主治】祛湿利水。适用于血精、尿血等。

旱莲茶

【组成】旱莲草、车前草各 20g，白糖适量。

【制法用法】上药制成粗末，煎水。代茶饮。

【功效主治】燥湿利尿。适用于血精、血尿等。

白茅花茶

【组成】白茅花 10g。

【制法用法】煎水。代茶饮。

【功效主治】清火除湿。适用于血精、尿血等。

小蓟根茶

【组成】小蓟根 30~60g。

【制法用法】上药制成粗末，煎水。代茶频饮。

【功效主治】活血消肿。适用于血精、尿血等。

二鲜饮

【组成】鲜藕、鲜茅根各 120g。

【制法用法】煎水。代茶饮。

【功效主治】清火祛湿。适用于血精。

小蓟旱莲饮

【组成】鲜小蓟 50g，旱莲草 20g。

【制法用法】洗净煎水。代茶饮。

【功效主治】燥湿利水。适用于血精。

丝瓜饮

【组成】老丝瓜 1 段。

【制法用法】将丝瓜洗净，熬水。不拘时凉饮之。

【功效主治】燥湿利水。适用于血精。

仙鹤草饮

【组成】鲜仙鹤草（或干品 20g）30g，白糖适量。

【制法用法】将仙鹤草捣烂，加冷开水一小碗，搅拌，榨取汁液，加入白糖，1 次饮用。1 日 2~3 次。

【功效主治】收敛止血。适用于血精。

血余藕片饮

【组成】血余炭 75g，干藕片 150g。

【制法用法】加水适量，煎煮上药 2 次，每次 1 小时，将 2 次煎液合并过滤，文火浓缩至 100ml。每次服 10ml，日服 2 次，重证每次 15~20ml，日服 3~4 次。

【功效主治】消瘀、止血、利水。适用于尿血、血精。

白茅根饮

【组成】白茅根 30g，车前子 30g，白糖 15g。

【制法用法】水煎。频服。

【功效主治】清热利尿。适用于血精、尿血等。

五、药酒偏验方

苦荬菜煮酒

【组成】苦荬菜（盘儿菜）1 把，酒、水各 250ml。

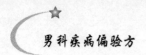

【制法用法】将上味洗净，切碎，放入砂锅内，倒入酒、水各半，煎减至 30 分钟去渣，温服。日服 3 次。

【功效主治】活血利水。适用于血精、血淋、尿血。

蜀葵苗散酒

【组成】蜀葵苗茎，白酒各适量。

【制法用法】将上味烧灰为末；每服取灰末方寸匕放入酒杯内，冲入白酒，调匀服下。日服 2 次。

【功效主治】活血祛湿。适用于血精、小便出血。

地骨酒

【组成】地骨皮 60g，白酒 500g。

【制法用法】将地骨皮洗净，切碎，放入砂锅内，倒入白酒，加水适量，用武火烧沸，后改用文火煎之；待酒汁约剩 500ml，时，滤去渣，留汁候冷，贮瓶备用。若新鲜地骨皮加水捣汁，每盏入酒少许。空腹服亦妙。

【功效主治】凉血清火。适用于血精、血淋。

牡荆叶酒

【组成】牡荆叶适量，白酒 50~100g。

【制法用法】将牡荆叶洗净，捣烂，绞取汁，调入白酒服下。日服 1 次。

【功效主治】清火活血。适用于血精、小便出血。

石苇散酒

【组成】石苇、当归、蒲黄、芍药各等份，黄酒适量。

【制法用法】将前 4 味捣细末为散，每服取药末 1g，放入茶盅内，冲入黄酒，调匀服下。日服 3 次。

【功效主治】燥湿利水。适用于血精、血淋。

第二节　外用偏验方

坐浴法

【组成】银花、连翘、公英、地丁、赤芍、丹皮、乳香、没药、桃仁、红花各 15g。

【制法用法】水煎，熏洗阴部。每日 1 次。7 日为 1 疗程，休息 3 天，再继续坐浴。

【功效主治】滋阴清火、止血。主治血精。

血精方

【组成】生大黄 50g，紫草 50g。

【制法用法】用煎水坐浴，将会阴部浸入药液中 15~30 分钟。每日 1 次。

【功效主治】凉血止血。主治血精。

凉血止血方

【组成】生地黄、牡丹皮、川黄柏、泽泻、龙胆草、鱼腥草、仙鹤草、千里光、大黄、肥知母、生甘草。

【制法用法】诸药水煎取汁，坐浴。每日 1 剂。

【功效主治】清热利湿、凉血止血。主治用于血精。

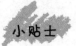

血精患者生活起居要点

1.血精病患者，痊愈之前禁房事。痊愈后，尚需过一段时间再行房，且要做到房事有节。

2.少食辛辣、肥甘、烟酒等刺激性食品。

3.忌服金石燥热助阳之品。

4.勿骑自行车，勿骑马。

第七章　不射精

不射精，是指在性交过程中，虽有正常性欲及阴茎勃起，但不能射精以达到性感满足的疾病。轻者可有少量精液流出，但无射精感觉，亦无性兴奋高潮出现；重者则全无精液流出。为男性不育的原因之一。有功能性和器质性之分。中医辨证多为脾肾两虚，肾阴不足，肝气郁结，瘀血聚停等所致。

不射精中医的辨证分型如下。

1. 肾阳亏虚

年龄偏大，病史较长，腰酸腿软，神疲乏力，面色灰暗，小便清长，夜尿频多，长期遗泄频繁，性欲不旺，阴茎举而不坚，性交持续时间短。舌淡或胖，边有齿痕、苔薄白而润，脉沉细。

2. 阴虚火旺

多见于青年，头晕耳鸣，浑身乏力，手足心热，夜寐不安，腰酸腿痛，或手淫过度，遗泄频繁，精液量少质稀，阴茎易举，有的同房久交不泄。舌红苔少，脉细弦，或细数。

3. 肝郁化火

多因精神忧郁，或久治无效，失去信心，性情急躁，两胁胀痛，时时叹息，性交时间长，或者由长转短，由原来的阳强逐渐转化为阳举不坚，性欲淡漠、舌淡红、苔白，脉弦或弦数。

4.湿热下注

头晕身重，腰膝酸软，心烦易怒，少腹急满，小便短赤，会阴坠胀，阴茎疼痛灼热，梦遗频繁，精液黏稠，可有血精，性交时阳强不倒，久交不泄。舌苔薄黄或黄腻，或黄白相间，舌红，脉弦滑，或滑数。

5.瘀阻精道

头晕，头痛，耳鸣，皮肤麻木，刺痛，色素沉着，腰脊酸痛，小腹胀痛或刺痛，失眠多梦，喘逆气促，性交时勃起不满意，伴遗精，精液黏稠。舌边有瘀点，舌下静脉曲张，脉涩或沉滑。

第一节　内服偏验方

一、中药内服偏验方

七子通精汤

【组成】杞子、覆盆子、菟丝子、五味子、炒鳖甲各 15g，补骨脂、车前子、女贞子、桑椹子各 12g。

【制法用法】水煎。每日 1 剂，分 2 次温服。

【功效主治】滋阴养肝、补肾益精。主治不射精。

涤痰通精散

【组成】白矾、陈胆南星、远志各 15g，浙贝、九节菖蒲、茯苓、土鳖虫、地龙各 10g，京三棱、丹参、韭子各 7.5g，蜈蚣 7 条。

【制法用法】上药共为细末，分 3 包，每包 10g。早晚各服 1 包。

【功效主治】破血逐瘀、燥湿清热。主治不射精。

通精丸

【组成】威灵仙 30g，急性子、当归、生白芍各 25g，甘草 15g，蜈蚣 7.5g。

【制法用法】上药共研细末，水泛为丸。每日早晚各服 4g。

【功效主治】祛风除湿、通络活血、破血软坚、消积。主治不射精。

加减五子衍宗汤

【组成】枸杞子、覆盆子、五味子、醋炒鳖甲各 15g，补骨脂、车前子、女贞子、桑椹子各 12g。

【制法用法】水煎服。每日 2 次，早晚分服。

【功效主治】补肝益肾、固精缩尿。主治不射精。

龟甲地黄汤

【组成】生龟甲、黄柏、山药、熟地黄、山萸、知母、白芍、全蝎、蜈蚣各适量。

【制法用法】水煎。每日 1 剂，每日分 2 次服。

【功效主治】滋肾潜阳、益肾健骨。主治不射精。

通精汤

【组成】鹿角胶 6g，淫羊藿、车前子、蛇床子各 10g，肉苁蓉

15g，怀牛膝 30g。

【制法用法】水煎。每日 1 剂，连服 1 个月为 1 疗程。

【功效主治】温补肝肾、益精养血。主治肾虚不射精者。

黄芪滑石汤

【组成】黄芪、滑石各 20g，茯苓、车前子、菟丝子、肉苁蓉各 15g，扁豆花、王不留行各 12g，甘草 10g。

【制法用法】水煎。每日 2 次，早晚分服，连服 40 日为 1 疗程。

【功效主治】利尿通淋、清热、补元阳。主治不射精。

益精活血汤

【组成】桃仁、红花、王不留行、木通、元胡、牛膝、赤芍、熟地各 5g，伸筋草 7.5g，知母、覆盆子各 15g。

【制法用法】水煎。每日 2 次，早晚分服。

【功效主治】活血益精。主治不射精。

桃仁红花当归方

【组成】桃仁、红花、当归、丹参、滇三七、白芥子、茯苓、陈皮、木通、石菖蒲、冰片、桂枝各适量。

【制法用法】水煎服。每日 1 剂。

【功效主治】活血通络。主治不射精。

益气通精汤

【组成】党参、路路通、穿山甲、菟丝子各 20g，苡仁、锁阳各 15g，淫羊藿 10g，白术、青皮各 9g。

【制法用法】水煎服。每日 1 剂。

【功效主治】补气通络，固肾通精。主治不射精。

生龙骨生牡蛎方

【组成】生龙骨、生牡蛎各15g，炒蜂房、怀牛膝各7.5g，桂枝、白芍、生姜、急性子各5g，生甘草2.5g。

【制法用法】水煎服。每日1剂。

【功效主治】重镇安神、潜阳补阴。主治功能性不射精。

酸枣仁茶方

【组成】酸枣仁30g，细茶末60g。

【制法用法】上药共研细末，煎汤服。每次服6g，每日2次。

【功效主治】宁心安神。主治不射精。

二、菜肴药膳偏验方

葱炖猪蹄

【组成】猪蹄4个，葱50g。

【制法用法】将猪蹄洗净，用刀划口，置锅内，加入葱，食盐适量，加水；先用旺火煮沸，再用小火炖烂即成。分顿吃蹄喝汤，佐餐食用。

【功效主治】滋补脾肾。适用于不射精。

桃仁墨鱼

【组成】墨鱼（即乌贼鱼）1条，桃仁6g。

【制法用法】将墨鱼洗净与桃仁同煮，鱼熟后去汤，只食鱼肉。可作早餐食之。

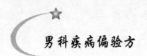

【功效主治】补脾肾。适用于不射精。

香椿豆腐

【组成】鲜嫩香椿 50g，新鲜豆腐 250g，盐粉、香油少许。

【制法用法】将香椿洗净切段，豆腐切碎成小块，与香椿合在一起，加香油，盐粉调匀。佐餐食用。

【功效主治】补脾肾。适用于不射精。

爆虾仁

【组成】虾仁 250g，鸡蛋清 1 个，淀粉 5g，盐少许，白汤 30g，熟猪油适量。

【制法用法】将虾仁、蛋清、盐和淀粉和匀，用熟猪油烧热锅，倒入和好的虾仁等，用筷子搅散成粒，并至颜色变白时，倒入漏勺内沥去油。然后将砂锅置于旺火上，油 10g，烧开，倒入虾仁，再加黄酒、白汤、味精、煮沸勾芡，翻炒，撒上胡椒面即成。佐餐食用。

【功效主治】补脾肾。适用于不射精。

青虾炒韭菜

【组成】青虾 250g，韭菜 100g。

【制法用法】将青虾洗净，韭菜洗净切段，先以植物油煸炒青虾，加黄酒、酱油、姜粉等调料。放入韭菜翻炒，至嫩熟即可。佐餐食用。

【功效主治】滋补脾肾、壮阳。适用于不射精。

三、粥汤药膳偏验方

赤小豆粥

【组成】赤小豆 30g，白米 50g，白糖适量。

【制法用法】先煮赤小豆至熟，再入白米做粥，加入白糖。作早点或夜宵食用。

【功效主治】燥湿利水。适用于阳强不倒，精液不出。

葵菜粥

【组成】葵菜500g，葱白长10cm，粳米50g。

【制法用法】先煮葵菜取滤汁，用汁煮米做粥，放入葱白，临熟放酱汁少许调匀。晨起空腹服之。

【功效主治】滋补脾肾、燥湿利水。适用于不射精。

栗子桂圆粥

【组成】栗子（去壳用肉）10个，桂圆肉15g，粳米50g，白糖少许。

【制法用法】将栗子切成小碎块，与米同煮如常法做粥，将成放入桂圆肉，食时加入白糖。可作早餐食之，或不拘时服用。

【功效主治】益气、健脾、补肾。适用于不射精。

远志枣仁粥

【组成】远志肉10g，炒枣仁10g，粳米50g。

【制法用法】如常法煮米做粥，开锅后即放入远志、枣仁。临睡前作夜宵食之。

【功效主治】安神利水。适用于不射精。

桃仁粥

【组成】桃仁（去皮尖）10g，青粱米（或粳米）50g。

【制法用法】先将桃仁研碎，和米如常法煮粥，食用时可加入红糖少许。晨起作早餐食用。

【功效主治】活血安神。适用于不射精。

青小豆粥

【组成】青小豆 50g，小麦 50g，通草 5g。

【制法用法】先以水煮通草取汁去渣，用汁煮豆，麦做粥，亦可加入白糖少许。晨起做早餐食用。

【功效主治】滋阴活血。适用于不射精。

香橼浆

【组成】鲜香橼 1~2 个，麦芽糖适量。

【制法用法】先将鲜香橼切碎，与麦芽糖同放入带盖的碗中，隔水蒸数小时，以香橼稀烂为度。每服 1 匙，早晚各 1 次。

【功效主治】疏肝、益脾肾。适用于不射精。

四、茶饮药膳偏验方

橘皮茶

【组成】橘皮（干、鲜均可）10~15g，杏仁、老丝瓜各 10g。

【制法用法】以水煮 15 分钟，可加入少许白糖。冬天热饮，春秋温饮，夏日凉饮。代茶饮。

【功效主治】安神理气。适用于不射精。

黄花菜马齿苋茶

【组成】黄花菜 30g，马齿苋 30g。

【制法用法】与水同煮。代茶饮。

【功效主治】活血燥湿。适用于不射精。

急性子红枣饮

【组成】急性子 10g，大枣 250g。

【制法用法】水煎。每日 2 次。

【功效主治】破血软坚、散瘀消肿。适用于不射精。

远志菖蒲饮

【组成】远志、石菖蒲各 9g。

【制法用法】水煎服。每日 1 剂。

【功效主治】安神益智、消肿。适用于不射精。

枣仁饮

【组成】炒枣仁 30g，细茶末 60g。

【制法用法】共研细末，以人参汤送服。每日 6g，每日 2 次。

【功效主治】安神平肝。适用于不射精。

五、药酒偏验方

海马酒

【组成】海马 1 对，白酒 400ml。

【制法用法】将海马浸入白酒中，封固，2 周后即可饮用。每日临睡前饮 1 小杯。

【功效主治】补肾壮阳、温通血脉、镇静安神、散结活络。适用于不射精。

淫羊藿酒

【组成】淫羊藿 60g，白酒 50ml。

【制法用法】将淫羊藿装入纱布袋中，浸泡在酒内，封固 3 日后，即可饮用。每晚睡前饮 1 小盅。

【功效主治】滋补肾阳、散结活络。适用于不射精。

参杞酒

【组成】枸杞子、地黄各 100g，麦门冬 60g，杏仁 30g，人参 20g，白茯苓 30g。

【制法用法】将枸杞子、地黄、麦门冬 3 味分别取其汁，杏仁去皮尖煮汤，将杏仁、人参、白茯苓 3 味捣碎，与前 3 味同贮于净器之中，以酒 1500ml 浸泡，密封，经 7 个月后开取，去渣备用。每日早晚各 1 次，饭前温饮 10ml。

【功效主治】滋补脾肾、疏肝散瘀。适用于不射精。

雪莲虫草酒

【组成】雪莲花 100g，冬虫夏草 50g，白酒 1000ml。

【制法用法】将雪莲花切碎与冬虫夏草、白酒共置入容器中，密封浸泡 15 天即成。早、晚各服 1 次，每次 15ml。

【功效主治】活血、益脾肾。适用于不射精。

补肾酒

【组成】巴戟天、淫羊藿各 250g，白酒 1500ml。

【制法用法】将上 2 味药切碎，与白酒共置入容器中，密封浸泡 7 天后便可服用。早、晚各饮服 1 次，每次 20ml。

【功效主治】补肾阳。适用于不射精。

对虾酒

【组成】对虾 12 对，白酒 250ml。

【制法用法】将鲜大对虾洗净，放入酒罐中，再将白酒倒入酒罐中，加盖密封，置于阴凉处，浸泡 7 天即成。每日 2 次，每次饮服 15ml。

【功效主治】补肾。适用于不射精。

脾肾双补酒

【组成】白术、青皮、生地、厚朴、杜仲、补骨脂、广陈皮、川椒、巴戟肉、白茯苓、小茴香、肉苁蓉各 30g，青盐 15g，黑豆 60g。

【制法用法】将白术土炒，厚朴、杜仲分别以姜汁炒，补骨脂、黑豆分别微炒，广陈皮去净白。上 14 味，共捣为粗末，白夏布或绢袋贮，置净器中，用高粱酒 3 斤浸，封口，春夏 7 日，秋冬 10 日后开取。每早、晚空心温服 1~2 杯。

【功效主治】补脾肾。适用于不射精。

五味酒

【组成】覆盆子、菟丝子、楮实子、金樱子、枸杞子、桑螵蛸各 60g，白酒 2500ml。

【制法用法】将上药加工碎，用绢袋盛之，扎紧口，悬于小坛内，再倒入白酒，封严，置阴凉处，每日晃动数下，经 14 天后开封，取出药袋即可饮用。每日早、晚各服 1 次，每次服 10~15ml。

【功效主治】益肝补肾、活血化瘀。适用于不射精。

毓麟酒方

【组成】肉苁蓉、覆盆子、炒补骨脂各 30g，桑椹、枸杞子、菟丝子、韭子、楮实子、巴戟天各 23g，山萸肉、牛膝各 22g，莲须 15g，蛇床子、炒山药、木香各 7.5g，白酒 3000ml。

【制法用法】将上药物加工成粗末，装入纱布袋内，与白酒共置入容器中，密封，隔水煮 4 小时后，埋入土中 2 天；退火气即成。早、晚各服 1 次，每次饮服 20ml。

【功效主治】滋阴壮阳。适用于不射精。

巴戟天酒

【组成】巴戟天、牛膝、石斛各 18g，羌活、当归、生姜各 27g，川椒 2g。

【制法用法】上 7 味，捣细，用酒 1000ml 浸于瓶中，密封，煮一小时，取下放冷备用。每温服 15~20ml，不拘时候，常常有酒力为好。

【功效主治】活血化瘀、补肾阳。适用于不射精。

白花如意酣春酒

【组成】沉香、玫瑰花、蔷薇花、梅花、桃花、韭菜花各 15g，核桃肉 120g，米酒、烧酒各 1250ml。

【制法用法】上 7 味药用绢袋盛之，悬于坛中，再入 2 酒封固 1 个月后饮服。可随意饮之，以勿醉为度。

【功效主治】滋补肾阳。适用于不射精。

第二节 外用偏验方

敷脐法

【组成】樟脑、龙脑、薄荷脑各等份。

【制法用法】捣碎密封，用时取 0.6~1g，纳脐中，再滴入白酒 1~2 滴，外以胶布封固，傍晚上药，性交后去掉。每日 1 次。

【功效主治】活血。适用于不射精。

热熨法

【组成】吴茱萸 50g，白酒适量，青盐 450g。

【制法用法】将上药急火炒烫，和匀分装数袋，趁热熨小腹部（从脐下至耻骨联合），同时熨阴囊。每次 20~30 分钟，每日 2 次。

【功效主治】散寒理气。适用于不射精。

熏洗法

【组成】细辛、淫羊藿各 20g，五倍子 30g。

【制法用法】上药水煎后，趁热熏洗会阴部。每日 1 次，每次 15~20 分钟。

【功效主治】滋阴壮阳。适用于不射精。

小贴士

不射精患者生活起居要点

1. 生活调养男女双方应有足够的性知识。因为性生活是由男女双方共同来完成的，所以，日常生活中双方要相互关心、体贴；性交时双方必须密切配合，不能互相责怪，防止性交中的精神过度紧张。尽量避免过频的性生活和手淫习惯。

2. 平时有规律地进行太极拳、散步、游泳及气功等锻炼。

3. 饮食忌宜，日常饮食可根据条件选用甲鱼、牡蛎肉、蚕蛹、鳗鱼等作菜肴，可益精壮阳；忌过度嗜烟、酒及辛辣之品。

4. 对不射精，要根据原因有的放矢地治疗。如精神因素引起者，要找出存在的思想"疙瘩"，从房事时的心理活动、夫妇感情、环境等方面认真检查一番，然后在医生的解释与帮助下加以克服。若因害怕手淫影响或的确是手淫危害造成的，则可适当停止房事几个月，让身体有一个复原阶段，然后再恢复。若系药物因素影响，停药后即可好转。

第八章　不育症

处于生育年龄的夫妇，结婚同居二年以上（未避孕），因男方生殖功能障碍致使女方不孕者，称为男性不育症。可分为绝对不育和相对不育两类，前者系男方有先天或后天解剖生理缺陷，以致女方不能受孕；后者指有受孕可能，但因某种原因阻碍受孕或降低生育能力，致使女方不能受孕。绝对不育目前治疗比较困难，相对不育多可以治愈。中医辨证多为肾阳虚衰等所致。

男性不育症的中医辨证分型如下。

1. 肾阳虚型

主要症状：婚后不育，性欲低下，阳痿不举或举而不坚，精液清冷，精子量少，活动力低，常伴有腰痛膝软，精神疲惫，肢体畏寒，小便清长，舌质淡舌苔薄白。

2. 肾阴虚型

主要症状：婚后不育，遗精早泄，精液稀少，死精子多，伴腰酸腿软，头昏耳鸣，手足心热，口干，少寐健忘，舌质红或无苔。

3. 气血两虚型

主要症状：婚久不育，欲念淡漠，不愿性交，精液稀薄，精子数少，成活率低，面色萎黄，形体衰弱，少气懒言，头昏目眩，舌质淡，苔薄白。

4、湿热下注型

主要症状：婚后不育，阳事不举或举而不坚，精液黄稠不化，或有血精，精子活动力差或死精子多，体态虚胖，头晕身重，肢体困倦，少腹胀满，小便黄赤。

5、肝郁气滞型

主要症状：婚后不育，阳痿不举，或阳强不倒，不能射精，或精液黏稠不化，精子活动力差或死精子多。性情抑郁，精神不振，胸闷不舒，寐不安宁，两胁胀痛，舌暗苔薄黄。

第一节 内服偏验方

一、中药内服偏验方

增精散

【组成】枸杞子 360g，制黄精、菟丝子、肉苁蓉各 180g，黑狗肾 1 具，食盐 15g。

【制法用法】上药焙干研细末，和匀备用，上药为 1 个疗程，分 24 份，12 天服完。早晚空腹各服 1 次。

【功效主治】滋补肾阴、壮阳益精。主治不育症。

滋肾壮精汤

【组成】山药、丹皮、泽泻、柴胡、白芍各 10g，枸杞子 25g，云苓、白术各 15g，人参 20g，当归 30g。

【制法用法】水煎服。每日 1 服。

【功效主治】滋肾壮精。主治无精子症。

益气生精汤

【组成】当归 10g，白术、枸杞子、仙茅、淫羊藿、补骨脂、蛇床子各 15g，熟地、鹿含草各 20g。

【制法用法】水煎服。每日 1 剂，1 个月为 1 疗程。

【功效主治】益气生精。主治男性不育症。

生精汤

【组成】山萸肉、菟丝子、山药、茯苓、白术各 15g，淫羊藿、制附子（先煎 1 小时）、白芍各 10g。

【制法用法】水煎服。每日 1 剂，早晚分服。

【功效主治】滋阴、补肾、生精。主治无精子症。

右归饮加减

【组成】淫羊藿、巴戟天、杜仲、菟丝子、韭菜子各 15g，熟地、山药、枸杞、山茱萸各 12g，肉桂、附片各 9g。

【制法用法】水煎服。每日 1 剂。1 个月为 1 疗程。

【功效主治】温阳补肾生精。主治不育症。

左归饮加减

【组成】熟地、山药、枸杞、菟丝子各 12g，山茱萸、川牛膝、桑椹子、黄精各 12g，鹿胶、龟胶各 10g。

【制法用法】水煎服。每日 1 剂。

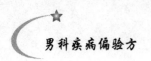

【功效主治】滋阴、补肾、生精。主治不育症。

益肾强精方

【组成】淫羊藿、制首乌、制黄精各 15g，枸杞子、山萸肉各 12g，当归、肉苁蓉、川断、狗脊、锁阳各 10g。

【制法用法】水煎服。日 1 剂。

【功效主治】益肾强精。主治不育证。

液化丸

【组成】生地、淫羊藿各 20g，枸杞子、黄柏、车前子各 10g，丹皮、海马各 5g。

【制法用法】先将生地、枸杞子煎煮，过滤取汁，浓缩成膏，再将余药粉碎过筛，把药末加入膏中，让其吸收水分，晾干，炼蜜为丸，每丸 10g。每日 2 次，早晚空腹服。每次 1 丸，1 个月为 1 个疗程。

【功效主治】滋阴生精。主治男子不育。

液化汤

【组成】生甘草 6g，知母、黄柏、生地、熟地、赤芍、白芍、丹皮、天冬、花粉、茯苓、车前子各 9g，连翘 12g，淫羊藿 15g。

【制法用法】水煎服。每日 1 剂，分早晚 2 次服。

【功效主治】凉血、燥湿、生精。主治男子不育。

种子方

【组成】旱莲草 50g，草决明 25g，熟地黄、当归、何首各 12g，人参、枸杞子各 3g。

【制法用法】先将地黄捣烂和匀，再炼蜜为丸，如梧桐子大。每服 5~6g，盐水或酒皆可服。

【功效主治】滋补肝肾、补血生精。主治男子不育。

纯一丸

【组成】白术、山药、芡实各 100g，肉桂 12g，砂仁 3g。

【制法用法】上药共为细末，炼蜜为丸。每服 15g，每日 2 次，早晚各 1 次。

【功效主治】健脾益气、燥湿利水、益精固精。主治男子不育。

液化升精汤

【组成】丹参、麦冬各 15g，生地、玄参、浙贝母、枸杞子、淫羊藿各 12g，山萸肉、赤芍、白芍、丹皮、地骨皮各 9g。

【制法用法】水煎服。每日 2 次。连服 15 天为 1 个疗程。

【功效主治】滋阴、补肾、生精。主治不育症。

杭凝种子汤

【组成】土茯苓、重楼、薏苡仁各 15g，木通、龙胆草、炒栀子、泽泻、车前子各 10g。

【制法用法】水煎。每日 1 剂，分 2 次服用。30 天为 1 疗程。

【功效主治】除湿、泻火行水、通利血脉。主治不育。

盲精汤

【组成】枸杞子、桑椹子各 15g，蛇床子、菟丝子、覆盆子各 12g，韭菜子、肉苁蓉、五味子各 9g，车前子 6g。

【制法用法】水煎。每日 1 剂，早晚各 1 次。

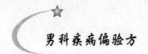

【功效主治】益气、补肾、生精。主治精子数量少。

斑龙丸

【组成】鹿角霜10g，杜仲、胎盘粉、白术各7.5g，补骨脂、制首乌、芡实各6g，菟丝子、熟附片、仙茅根、淫羊藿、赤茯苓各5g，莲须3g。

【制法用法】水煎。每日1剂，分早晚2次服。

【功效主治】温补肝肾、益精养血。主治不育症。

液化生精汤

【组成】泽泻、赤芍、丹参、云苓、淫羊藿、败酱草各15g，车前子（布包）、野菊花、白芷、穿山甲、知母、黄柏各10g，木通6g，生地5g，甘草3g。

【制法用法】水煎。分2次服，每日1剂。

【功效主治】清热凉血、活血祛瘀、渗湿、泄热。主治不育症。

石斛丸

【组成】葫芦巴、萆薢、石斛、附子、巴戟（去心）、荜澄茄、茯苓、山药、沉香、鹿茸各15g，猪腰2对。

【制法用法】猪腰煮烂，余药研为细末，用汁调和为丸如梧桐子大。每日1~3次，每次20丸，温酒送下。

【功效主治】利湿去浊、祛风通痹、祛寒湿、补肾阳益精。主治不育症。

参芪益精丸

【组成】人参、仙茅、枸杞子、五味子、车前子、淫羊藿、菟丝子、覆盆子、补骨脂各 15g，黄芪 30g。

【制法用法】上药共为粗末，炼蜜为丸，每丸 10g。每日早、中、晚各服 1 丸，米汤送服。

【功效主治】益气养血、补肾生精。主治不育症。

桂附汤

【组成】制附子、桂枝、小茴香、生姜、甘草各 10g，白芍 15g，大枣 20g。

【制法用法】水煎。每日 1 剂，早晚 2 次空腹服。

【功效主治】回阳救逆、补火助阳、温经通脉、助阳化气。主治不育症。

天仙益精汤

【组成】淫羊藿、黄芪、熟地、白术、龙骨各 15g，附子 10g，小茴香、桂枝各 6g。

【制法用法】水煎。每日 1 剂，早晚分 2 次服。

【功效主治】祛风除湿、补肾壮阳益精。主治男性不育症。

补血生精汤

【组成】制何首乌、蜂房、鹿衔草、菟丝子、枸杞子、淫羊藿、丹参各等份。

【制法用法】水煎。每日 1 剂，早晚分 2 次服。

【功效主治】滋阴益肾、补血生精。主治无精子或少精子。

益精毓麟丸

【组成】巴戟天 25g，炒韭子、五味子各 15g，肉桂、车前子、沉香各 10g，胡桃仁、鹿茸各 5g。上药研末炼蜜为丸。

【制法用法】每次服 1 丸，日服 3 次。

【功效主治】祛风除湿、强筋健骨、补肾助阳、生精。主治不育症。

平火散

【组成】熟地 30g，玄参 15g，麦冬 9g，生地 9g，丹皮 9g，山药 9g，石斛 9g，沙参 9g。

【制法用法】水煎服。每日 1 剂，日服 2 次。

【功效主治】补血滋阴。主治不育症。

育精汤

【组成】制首乌 15g，韭菜子、当归、熟地、覆盆子、淫羊藿、川牛膝各 12g。

【制法用法】水煎服。每日 1 剂，日服 2 次，1 个月为 1 疗程。

【功效主治】补肝肾、益精血。主治不育症。

山药党参杞果方

【组成】山药 20g，党参、杞果各 15g，茯苓、覆盆子、淫羊藿、肉苁蓉、熟地各 12g，白术、补骨脂各 10g，甘草 5g。

【制法用法】水煎。早晚 2 次分服。

【功效主治】温阳补肾。主治不育症。

益肾补精散

【组成】鹿茸、淫羊藿、菟丝子、鹿角胶、黄精、五味子、女贞子、人参、紫河车各适量。

【制法用法】水煎服。每日 1 剂，分 2 次服。

【功效主治】益肾补精。主治不育症。

清热除湿消凝汤

【组成】龙胆草、黄柏、淡竹叶、泽泻、丹皮、汉防己、苍术、赤茯苓各等份。

【制法用法】水煎服。每日 1 剂，分 2 服。

【功效主治】清热除湿。主治不育症。

苁蓉二仙汤

【组成】苁蓉、淫羊藿、仙茅、生熟地各适量。

【制法用法】水煎服。每日 1 剂，分次服用。

【功效主治】补肾固精、生精。主治不育症。

熟地女贞子方

【组成】熟地、女贞子各 15g，补骨脂、山萸肉、淫羊藿、仙茅各 12g，菟丝子、韭菜子各 10g，附子 6g，肉桂 3g。

【制法用法】水煎服。每日 1 剂。

【功效主治】补肾虚、益肾生精。男子不育症。

党参熟地枸杞子方

【组成】党参 30g，熟地、枸杞子各 18g，枣皮、杜仲、怀山药各 15g，鹿茸 1.5g。

【制法用法】水煎。每日 1 剂，分 3 次服。

【功效主治】滋阴、补肾、益精。主治男子不育症。

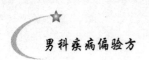

潞党参怀山药方

【组成】潞党参、怀山药、茯苓、菟丝子、肉苁蓉各 10g，补骨脂、黄肉、巴戟天各 8g，五味子 5g。

【制法用法】水煎服。每日 1 剂。

【功效主治】益血补肾生精。主治精少不育。

延嗣汤

【组成】蛤蚧 12g，覆盆子、菟丝子、五味子、车前子、当归、熟地、杭芍、川芎、黄芪、党参、茯苓、甘草各 10g，淫羊藿 6g，鹿茸 2.5g。

【制法用法】水煎服。每日 1 剂，早晚分服，连服 7 剂。

【功效主治】补肺益肾、助阳益精。主治不育症。

宜男化育丹

【组成】人参、山药、白术、芡实、熟地、苡仁各 16g，白芥子、半夏各 9g，肉桂 6g，诃子 1.5g，益智仁 3g，白豆蔻 1 枚。

【制法用法】水煎内服。每日早晚各服 1 次。

【功效主治】养血、补肾、生精。主治不育症。

制首乌方

【组成】制首乌 15g，韭菜子、当归、熟地、覆盆子、淫羊藿、川牛膝各 12g，菟丝子 10g。

【制法用法】水煎服。每日 1 剂。

【功效主治】滋阴、补肾、益精。主治男子不育。

忘忧散

【组成】白术 10g，茯苓、当归、麦冬、丹皮各 9g，远志、巴戟天、白芥子各 6g，郁金 3g，白芍 3g，柴胡、陈皮、神曲各 1.5g。

【制法用法】水煎服。早晚各服 1 次。

【功效主治】温阳益肾。主治男子不育症。

免疫性不育 1 号方

【组成】白花蛇舌草 30g，龙葵、生地、丹参、马鞭草各 15g，牛膝、黄柏、炙鳖甲、蚕沙、丹皮各 9g。

【制法用法】水煎服。每日 1 剂，2 次分服。

【功效主治】补肾壮阳、益气生精。主治不育症。

二、菜肴药膳偏验方

清炒虾仁

【组成】河虾肉 500g，鸡蛋白 2 只，干淀粉 9g，盐 3g，白汤 60g，调料适量。

【制法用法】虾仁洗净沥干，先用盐拌和，再加上鸡蛋白，搅拌，均匀地黏在虾仁上，再撒上适量干淀粉，和匀。炒锅置旺火上，用油滑锅后，加入熟猪油 500g，烧至 4 成熟，倒入浆好的虾仁，随即用手勺或筷子拌至粒粒散开，颜色白净，倒入漏勺上沥去油。炒锅置旺火上，放入油 9g，烧热，推入虾仁，加入黄油、白汤、味精，煮沸时淋湿淀粉少许，随即用手勺一拌，端锅连翻几次，待卤大部分黏饱虾仁后，沿锅边淋入麻油起光、起香，出锅装盆，撒上胡椒粉。随意佐餐服食。

【功效主治】滋阴、壮阳、补肾。适用于精液清稀不育。

仙茅炖瘦肉

【组成】仙茅 15g，猪瘦肉 200g。

【制法用法】将药放入炖肉，炖熟后食肉喝汤。每日 1 次。

【功效主治】补肾助阳、益精血。适用于精液异常。

三、粥汤药膳偏验方

鱼胶糯米粥

【组成】鱼鳔胶 30g，糯米 50g。

【制法用法】先用糯米煮粥，煮至半熟，放入鱼鳔胶，一同煮熟和匀，不时搅动。每 2 天服 1 次，连服 10 次。

【功效主治】补肾生精。适用于精少不育。

百合山药粥

【组成】百合、山药各 20g，大米 60g。

【制法用法】洗净熬粥。

【功效主治】益气、健脾、生精。适用于不育症。

核桃枸杞粥

【组成】核桃仁 50g，大米适量，枸杞子 15g。

【制法用法】将核桃仁捣碎，大米淘净，加枸杞子，加水适量煮成粥。佐餐食用。

【功效主治】滋阴、补肾、养血。适用于不育症。

芡实茯苓粥

【组成】芡实 15g，茯苓 10g。

【制法用法】将芡实、茯苓捣碎，加水适量。煎至软烂时，再加入淘净的大米适量，继续煮烂成粥。1 日分顿食用，连吃数日。

【功效主治】固肾涩精。适用于不育症。

枸杞麻雀粥

【组成】枸杞 15g，麻雀（去毛及内脏）2~3 只，大米 60g。

【制法用法】共熬粥食之。每日 1 剂。

【功效主治】滋阴壮阳、补肾生精。适用于不育症。

苡仁木耳赤豆粥

【组成】苡仁 30g，大米、黑木耳、赤小豆各 20g。

【制法用法】洗净熬粥。每日 1 剂。

【功效主治】燥湿清热。适用于不育症。

异功散粥

【组成】党参、白术、桑椹子、枸杞子、菟丝子、黄芪各 15g，茯苓、陈皮、川断各 10g，甘草 3g，紫河车 1 具。

【制法用法】水煎，配合薏苡仁、山药、大枣煮粥，每日早晚食 50~100g。每日 1 剂。

【功效主治】滋阴补脾、益精血。适用于精少不育。

味补汤

【组成】海参、燕窝、鳗鱼各等份。

【制法用法】上药共为粗末，加水煎熬，再加入鲜紫河车 1 具，同煮极烂。取汁饮用，任意服之。

【功效主治】补肾阳、生精。适用于精液清稀不育。

生精汤

【组成】熟地 30g，覆盆子、枸杞子、菟丝子各 15g，山药 30g，枣皮 10g，泽泻 12g。

【制法用法】将上述各味同水煎服。每日 2 次，早晚分服。

【功效主治】滋补肾阴、益精血。适用于精液异常者。

鹿茸煎

【组成】鹿茸 156g，清酒 1500ml。

【制法用法】将鹿茸去毛炙黄捣罗为末，以清酒调和，放入银器中用慢火熬成膏，盛入瓷器中。每次半匙，空腹饭前服，温水送下。

【功效主治】壮肾阳、补精髓。适用于精液少清冷。

羊肾苁蓉杞果汤

【组成】羊肾 1 对，肉苁蓉 50g，枸杞子 15g。

【制法用法】羊肾去筋膜，加肉苁蓉（酒浸切片）、枸杞子，共煮汤，加入葱白、盐、生姜等调味饮用。每日 2 次，早晚分服。

【功效主治】补肾生精。适用于不育症。

猪肾羹

【组成】猪腰 1 对，骨碎补 10g。

【制法用法】猪腰去筋膜臊腺，切块划割细花与骨碎补加水适量煎煮 1 小时，稍加食盐、调料。每日 2 次，分顿食用，连吃数日。

【功效主治】滋阴、补肾、生精。适用于精液异常。

山药汤圆

【组成】生山药、白糖各 150g，胡椒粉少许，糯米水磨粉250g。

【制法用法】将山药洗净后，蒸熟去皮放碗中，加白糖、胡椒粉，调成馅泥，用糯米磨粉做皮，山药做馅，包成汤圆，煮熟后可食用。每日 2 次，早晚分服。

【功效主治】补肾益精。适用于精子稀少无嗣。

四、茶饮药膳偏验方

菟丝子茶

【组成】菟丝子 10g。

【制法用法】菟丝子洗净后捣碎，加红糖适量，沸水冲泡。代茶饮用。

【功效主治】养肝健脾、补肾益精。适用于肾虚不育症。

五子补肾茶

【组成】菟丝子、枸杞子各 250g，覆盆子 125g，车前子 60g，五味子 30g。

【制法用法】上药共研为细末，每剂 9~12g。每日 2 剂，以沸水冲泡，代茶饮服。

【功效主治】滋阴、补肾、益精。适用于不育症。

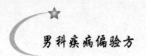

蜂蜜饮茶

【组成】蜂蜜适量, 鸡蛋黄(新鲜)1 个, 维生素 C 发泡剂 1 片。

【制法用法】将维生素 C 发泡剂放入半杯水内溶化, 然后加入蜂蜜、鸡蛋黄调匀即成。代茶频饮。

【功效主治】补肾生精。适用于不育症。

玫瑰益母饮

【组成】玫瑰花 15g, 益母草、生山楂各 20g。

【制法用法】煎水。代茶饮。

【功效主治】活血益气。适用于肝气郁结所致的不育症。

五、药酒偏验方

补肾生精酒

【组成】淫羊藿 125g, 锁阳、巴戟天、黄芪、熟地各 62g, 枣皮、制附片、肉桂、当归各 22g, 肉苁蓉 50g, 枸杞子、桑椹子、菟丝子各 34g, 韭子 16g, 甘草 25g, 白酒 2500g。

【制法用法】将上药加工碎, 装入绢布袋, 扎紧口, 放入坛内, 倒入白酒, 加盖密封, 置阴凉处。7~15 天后开封, 取去药袋, 过滤澄清即成。每日服 3 次, 每次 25~50ml, 饭前就菜饮服。

【功效主治】补肾阳、益精血。适用于阳痿、精子减少症。

【注意】感冒发热、肝病、胃肠病患者, 不宜服用。

固精酒

【组成】枸杞子 60g, 当归 30g, 熟地 90g, 好酒 1500ml。

【制法用法】将上药加工碎，盛入绢袋，置于瓷制容器或其他适宜容器中，加酒封固，每日摇动数下，经 14 天后开封，取出药袋，澄清药液即成。每日早、晚各 1 次，每次饮服 3 小盅，不可过量。

【功效主治】滋阴补肾、养血生精。适用于不育症。

种子药酒

【组成】淫羊藿 125g，胡桃肉、生地各 60g，枸杞子、五加皮各 30g，白酒适量。

【制法用法】将上药加工碎，倒入净坛里，注入白酒，以淹没药物为宜，封固，隔水加热至药片蒸透，取坛放凉，再浸数日，即可启用。每日 2 次，每次饮服 10~15ml。

【功效主治】益阴补肾、生精。适用于肾精不足所致的不育症。

多子酒方

【组成】枸杞子、桂圆肉、核桃肉、白米糖各 250g，好烧酒 7000g，糯米酒 500g。

【制法用法】将上药共装细纱布袋内，扎口，入坛内，用好烧酒、糯米酒浸泡，封口，窖 3 周取出。每日早、晚各 1 次，每次饮服 1 小盅，不可过量。

【功效主治】补脾肾、益精生精。适用于不育症。

五精酒

【组成】黄精、白术各 2000g，天门冬 1500g，松叶 3000g，枸杞子 2500g。

【制法用法】上药 5 味，皆生者，纳釜中，以水 15000ml 煮之 1 日，去滓。以汁渍曲如常酿法，酒熟取清。随时饮之。

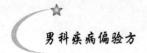

【功效主治】补脾益肾、滋阴生精。适用于不育症。

仙茅酒

【组成】仙茅。

【制法用法】上药九蒸九晒，浸酒备用。不拘时，随饮。

【功效主治】补肾助阳、益精血。适用于不育症。

枸杞酒

【组成】枸杞子 90g，白酒 500ml。

【制法用法】将枸杞子洗净拍破，放进洁净的瓶中，倒入白酒，密封，置于阴凉干燥处。隔日摇动几下。12 日后，待药酒澄明即可饮用。每天早、晚各服 1 次，每次 20~30ml。

【功效主治】滋补肝肾、活血生精。适用于精子减少症。

巴戟天酒

【组成】巴戟天 100g，当归、黄芪、熟地、鹿角、益母草各 30g，白酒 1000ml。

【制法用法】将上药加工捣碎，用细纱布袋装入放进小坛内，倒入白酒浸泡 7 天即成。每日服 2 次，每次饮服 20ml。

【功效主治】活血益气、补肾助阳。适用于肾元虚寒所致的不育症。

宜男酒

【组成】全当归、茯神、枸杞子、川牛膝、杜仲、桂圆肉、核桃肉、葡萄干各 30g，无灰酒 2500ml。

【制法用法】将上药挫为粗末，装入绢袋，悬于瓷坛内，注酒浸泡，封固，隔水加热半小时后，瓷坛埋入土中，7 天后取出便可饮用。早、晚各服 1 次，每次 10~15ml。

【功效主治】滋补肝肾、活血生精。适用于不育症。

精神药酒

【组成】枸杞 30g，熟地、红参、淫羊藿各 15g，沙苑、蒺藜 25g，沉香 5g，荔枝核 12g，炒远志 3g，母丁香 6g。

【制法用法】上药去杂质，切碎，用白酒 14g，加冰糖 52g，浸泡 1 个月即可服用。每晚服 20ml，缓缓饮下。

【功效主治】滋补肾阳、益精血。适用于精冷不育。

淫羊藿酒

【组成】淫羊藿 100g，苁蓉、益母草、当归、川芎、赤芍、乌药各 30g，白酒、甜酒各 500ml。

【制法用法】将上药捣粗碎，装入细纱布袋内，扎紧口，置于小坛里，倒入甜酒、白酒密封浸泡 3~5 天，弃去药渣即成。早、晚各服 1 次，每次饮服 25ml。

【功效主治】补肾阳、活血生精。适用于不育症。

补肾生精酒

【组成】淫羊藿 500g，锁阳、巴戟天、黄芪、熟地各 250g，枣皮、附片、肉桂、当归各 100g，肉苁蓉 210g，枸杞子、菟丝子、桑椹子各 150g，韭子、车前子各 60g，甘草 110g。

【制法用法】上药用 60 度白酒 10000ml 浸泡 7~15 天即可饮用。每天 3 次，每次 25~50ml，饭前服，用菜送下。

【功效主治】凉血利湿、补肾生精。适用于精子减少症，精子成活率低等。肾阳偏虚，精子数正常但存活率低者，重用黄芪、肉桂、附片，加党参、黄柏、阳起石、仙茅、海狗肾、金樱子等；肾阴偏虚，精子数少，精液少，精子存活率基本正常者，重用熟地、枣皮、枸杞子、桑椹子等，可加首乌、桑寄生、女贞子等。

仙传种子药酒方

【组成】茯苓 100g，大枣肉（蒸）50g，胡桃仁（泡去皮）40g，白蜜 600g，蜜炙黄芪、人参、白术、当归、川芎、炒白芍、生地黄、熟地黄、小茴香、枸杞子、覆盆子、陈皮、沉香、官桂、砂仁、甘草各 5g，乳香、没药、五味子各 3g，烧酒 2000ml，糯米酒 1000ml。

【制法用法】用白蜜入锅内熬滚，入乳香、没药搅匀，微火熬滚后倾入瓷器；将烧酒、糯米酒以及剩余各药研为末，共入瓷器中，用竹叶封口，外固。把瓷器放入锅中，大火煮 40 分钟取出，埋土中 3 天（去火毒），即可贮用。每日早、午、晚夫妇各饮 15~30ml，勿醉。

【功效主治】益气补血、补肾生精。适用于不育症。

理精药酒

【组成】紫丹参、莪术、川牛膝、地鳖虫、当归尾各 12g，熟地、续断、狗脊、淫羊藿、肉苁蓉、鹿角霜各 15g，红枣 5 枚。

【制法用法】上药用米酒 1000ml 浸泡半个月后饮用。每天早晚各服 30~50ml。

【功效主治】活血化瘀、益肾生精。适用于精索静脉曲张引起的不育症。肝经郁滞，睾丸坠胀者加橘核、橘叶、荔枝核、小茴香；阳虚证见形寒肢冷，睾丸处阴冷者加熟附子、桂枝；阴虚火旺证见口干舌红，五心烦热者加生地、白芍、炙鳖甲；湿热内蕴，症见阴囊湿疹、瘙痒，小便黄赤、舌苔黄腻者加黄柏、车前子。

淫羊藿酒

【组成】淫羊藿 60g，白酒 500ml。

【制法用法】将淫羊藿切碎，放入洁净的瓶子或瓦罐中，加入白酒，密封置于阴凉处，经常摇动，7 天后饮用。每天早晚各服 1 次，每次 20~30ml。

【功效主治】主治肾阳虚引起的阳痿，精子减少症，宫寒不孕，腰膝酸软，筋骨挛急，风湿痹痛等。

【注意】滋补肾阳、活血生精。适用于不育症。

延寿获嗣酒

【组成】生地黄 45g，覆盆子、炒山药、炒芡实、茯神、柏子仁、沙苑子、山萸肉、肉苁蓉、麦门冬、牛膝各 15g，鹿茸 25g，龙眼肉、核桃肉各 10g，白酒 3000ml。

【制法用法】将上药加工成小片，与白酒共置入容器中，密封后隔水煮 7 小时，然后埋入土中 3 日，退火气后即可服用。每晚睡前服 15~50ml。

【功效主治】滋阴清热、补血生精。适用于不育症。

养精神玉酒

【组成】白芍、核桃肉各 60g，熟地黄、全当归、山萸肉、远志肉、紫河车各 50g，枸杞子、菟丝子各 30g，五味子、香附芽各 10g，高粱酒 4000ml，米酒 1000ml，白蜜 300g。

【制法用法】以上 14 味药，共为细末，与白蜜共入瓷罐内和匀，封浸 15 天。取上清液即成。早、晚各服 1 次，每次 10~15ml。

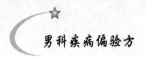

【功效主治】滋阴壮阳、补肾益精。适用于不育症。

第二节 外用偏验方

一、敷贴偏验方

敷脐法

【组成】王不留行子9g。

【制法用法】研末后加黄酒调湿敷脐，外用纱布和胶布盖贴。每天换药1次，20天为1疗程。

【功效主治】活血益精。适用于精子缺乏症。

湿敷法

【组成】熟地、枸杞子、山药、楮实子、菟丝子各15g，淫羊藿12g，泽泻、山萸、丹皮、茯苓、透骨草各10g，丁香9g。

【制法用法】加水2000ml煎煮上述中药，煎至药液约1000ml时去渣，将毛巾浸泡于药液中，温度适宜后取出毛巾，绞去毛巾上的药液（以毛巾不自然滴水为度），将其敷于脐下丹田穴。毛巾凉后再浸泡，再敷共3次；然后按同样方法热敷命门、肾俞共3次。

【功效主治】滋阴、补肾、益精。适用于精子缺乏症。

二、熏洗偏验方

苦参蛇床子熏洗法

【组成】苦参、蛇床子各30g，龙胆草、黄柏、萆薢、土茯苓、泽泻各 20g。

【制法用法】上药水煎取药汁，先熏外阴部，温度适宜后坐浴 20~30 分钟。每日 1 次。

【功效主治】益补肝肾、清热燥湿。适用于不育症。

熏洗法

【组成】附子（炮）、肉桂、白芷各 9g，淫羊藿、透骨草、大青盐各 10g，丹皮 5g，赤芍 6g。

【制法用法】将上述药物装入脸盆，加适量洁净水煎煮，沸后 10 分钟左右取出药汁趁热熏下腹部及会阴部，温度适中后再用毛巾浸泡药液，擦洗下腹中极、关元、神阙穴。每日 1 次。

【功效主治】回阳救逆、补火助阳。适用于精子缺乏症。

坐浴法

【组成】当归、苦参、蛇床子、知母、黄柏各 20g，红花、甘草各 10g。

【制法用法】将上药煎汤熏洗会阴部，或者直接坐浴。每晚入睡前用，或用热水坐浴。每日 1 次。

【功效主治】活血燥湿、益补肝肾。适用于男子死精过多症。

小贴士

男性不育症患者生活起居要点

1. 生活调养养成良好的生活习惯，禁止手淫，有泌尿生殖系统炎症者，要及时治疗。平时宜节欲，注意方法，宜选择女方排卵期同房。本病属慢性疾病，应耐心调理，忌心急及精神紧张，要保持愉快的心情，培养兴趣，积极参加娱乐活动，陶冶情操。

2. 积极参加体育锻炼，增强体质。积极参加健身保健运动，如气功、太极拳、跑步、散步等。

3. 饮食宜食含有蛋白质的食物和含维生素的食品，如瘦肉、鸡蛋、新鲜蔬菜、水果；忌烟酒辛辣，不偏食膏粱厚味。服药期间不要在太热的浴池内长时间浸泡，否则将影响疗效。

4. 其他避免频繁而很热的热水浴，因精子产生需要比体温低 1.5℃ 左右的"低温"条件，温热则使精子产生受阻。

5. 避免长期穿着紧身裤，否则会使睾丸温度升高以及造成睾丸瘀血。且勿经常长途和过度劳累骑自行车，否则会造成尿道、阴囊的充血，影响睾丸、附睾、前列腺与精囊的功能，甚至直接损害睾丸的生精功能。

6. 避免房事过频或不当，因尽管睾丸每天能生产几亿精子，但精子还必须在附睾里发育成熟；一次射精后，5~7日才能恢复有生育力的精子数量，过频房事反会不育；此外，性欲旺盛，性交中断，手淫均会导致性器官的不正常充血，并不利于精子生产与精液形成。不育症属于无精子或少精子者，其药物治疗的时间至少要持续 3 个月，因为精子整个成熟过程大约需要 90 天的时间。

7. 情志因素对男性不育症有一定影响，有报道 40% 的患者兼有不良心理因素，此类患者的人格特征多内向，谨慎多虑易急躁。因此，应采用言语开导等方法，帮助患者端正对生育的正确认识。

第九章 性欲低下

性欲低下，是指在性刺激下，不能引起性兴奋，也没有进行性交的欲望，对性交意念冷淡，使性生活能力和性行为水平皆降低的病症。中医辨证多为肾阳虚衰等所致。

性欲低下是指正常的成年男人，出现性生活接受能力和初始性行为水平低下的一种抑制状态性疾病。

1. 肝胆郁结证

主要症状：性欲低下。可能伴随的症状：胁胀闷，或善太息，或精神抑郁，或焦虑不安，或表情沉默，或大便不爽等。因情绪异常加重，舌质淡红，苔薄黄，脉沉弦。

2. 肝郁血瘀证

主要症状：性欲低下。可能伴随的症状：胸胁苦闷，或精神抑郁，或少腹、小腹痛如针刺，或阴茎勃起疼痛，或急躁易怒等。舌质黯红夹瘀紫，苔薄，脉沉涩。

3. 肝郁血虚证

主要症状：性欲低下。可能伴随的症状：胸胁苦闷，或精神抑郁，或头晕目眩，或心悸，或健忘，或失眠多梦等。因情绪异常加重，面色苍白，舌质淡，苔薄，脉沉弱。

4. 寒滞肝脉证

主要症状：性欲低下。可能伴随的症状：畏寒怕冷，或少腹隐痛，或痛引阴茎，或少腹胀满，或小便不利等。手足不温，舌质淡，苔薄白，脉沉紧。

5. 肝胆湿热证

主要症状：性欲低下。可能伴随的症状：阴部潮湿，或阴囊瘙痒，或早泄，或遗精，或胸胁烦热，或大便不畅等。口苦，舌质红，苔黄腻或厚，脉滑数。

6. 酒伤肝肾证

主要症状：性欲低下，腰酸，胁胀。可能伴随的症状：胸胁隐痛，或急躁易怒，或精神抑郁，或焦虑，或耳鸣，或早泄，或遗精等。面色黧黑，舌质黯红，苔薄黄或腻，脉弦数。

7. 肾阳亏虚证

主要症状：性欲低下，腰酸膝软。可能伴随的症状：畏寒怕冷，或早泄，或头晕目眩，或阴囊寒冷，或大便溏泄等。手足不温，舌质淡，苔薄白，脉沉弱。

8. 恐惧伤肾证

主要症状：性欲低下。可能伴随的症状：腰酸膝软，或耳鸣，或遇事胆怯易惊，或头晕目眩，或神志不安等。恐惧不安，舌质淡，苔薄白，脉沉弱。

9. 痰阻肾虚证

主要症状：性欲低下。可能伴随的症状：形体虚胖，或头晕目眩，或头沉头昏，或失眠多梦，或大便不畅等。腰膝困重，舌质淡，苔厚腻，脉沉滑。

10. 肝郁阳虚证

主要症状：性欲低下。可能伴随的症状：阴囊潮湿，或早泄，或少言寡语，或胸胁烦闷，或精神抑郁，或畏寒怕冷，或大便不畅等。手足不温，舌质淡，苔薄白，脉沉弦或沉弱。

11. 肝郁脾虚证

主要症状：性欲低下。可能伴随的症状：面色萎黄，或倦怠乏力，或胸胁不适，或情绪低落，或不思饮食，或大便不畅等。情绪异常及劳累加重，舌质淡，苔薄，脉沉弱。

12. 肝肾阴虚证

主要症状：性欲低下，腰酸，胁胀。可能伴随的症状：潮热，或盗汗，或头晕目眩，或急躁易怒，或耳鸣，或恶梦纷纷，或大便干结等。五心烦热，舌红少苔，脉沉细。

13. 肾虚瘀阻证

主要症状：性欲低下，少腹或阴茎疼痛。可能伴随的症状：腰酸，或腰痛，或阴囊拘急，或小腹疼痛，或畏寒怕冷，或夜间痛甚等。痛如针刺，舌质黯淡瘀紫，苔薄，脉沉弱涩。

14. 肝肾精血亏损证

主要症状：性欲低下，身材矮小。可能伴随的症状：腰酸腿软，或阴毛稀少，或胡须稀少，或视物模糊，或耳鸣等。性欲淡漠，头晕目眩，舌质淡，苔薄，脉细弱。

15.心肾阴虚证

主要症状：性欲低下，心悸，腰酸。可能伴随的症状：遗精，或早泄，或心烦，或失眠，或健忘，或耳鸣，或大便干结等。口干咽燥，舌红少苔，脉沉细。

16.心肾阳气亏虚证

主要症状：性欲低下，心悸，腰酸。可能伴随的症状：畏寒怕冷，或胸闷，或耳鸣，或失眠多梦，或大便溏泄等。手足不温，舌质淡，苔薄白，脉沉弱。

17.心脾气血两虚证

主要症状：性欲低下，心悸，腹胀。可能伴随的症状：面色萎黄，或倦怠乏力，或健忘，或不思饮食，或精神萎靡不振等。因劳累加重，舌质淡，苔薄白，脉沉弱。

18.寒痰阻滞证

主要症状：性欲低下。可能伴随的症状：性欲减退，或形体肥胖，或头沉头昏，或胸闷，或大便不爽等。肢体困重，舌质淡，苔白腻或厚，脉沉滑。

19.阴阳俱虚证

主要症状：性欲低下。手足不温，或五心烦热，舌红少苔，或舌质淡，苔薄白，脉沉细弱。

一、中药内服偏验方

兴阳丸

【组成】熟地、山萸肉、枸杞子各15g，肉苁蓉、锁阳、山药、巴戟肉、白人参、炒枣仁、菟丝子各 12g，天门冬、甘草各 9g，鹿茸 6g。

【制法用法】将药研为细末，炼蜜为丸，每丸重 9g。日服 3 次，每服 1 丸，白开水送下，忌食腥冷食物。

【功效主治】滋阴、壮阳、益精。主治性欲低下。

助阳汤

【组成】熟地、山萸肉、五味子、女贞子、旱莲草、淫羊藿、紫河车、山药各适量。

【制法用法】水煎服。日 2 剂。

【功效主治】滋阴、壮阳、益精。主治性欲淡漠。

三子丸

【组成】菟丝子、五味子、蛇床子各适量。

【制法用法】将上药研末，蜜为丸如梧子。每次饮服 3 丸，日服 3 次。

【功效主治】温阳补肾。主治性欲低下。

乌龙丸

【组成】九香虫 25g，杜仲 20g，车前子、陈皮、白术各 10g。

【制法用法】先将九香虫炒至半生半熟，车前子微炒用布包，杜仲微炙，上药共为细末，炼蜜为丸如梧桐子大。每日服 5g，临睡前再服 1 次，淡盐水或白酒送下。

【功效主治】行气补肾、壮元阳。主治肾虚性欲低下。

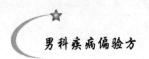

秃鸡散

【组成】肉苁蓉、五味子、菟丝子、远志、蛇床子各等份。

【制法用法】上药研成粉末。每日睡前空服 6g，黄酒送服。

【功效主治】补肾壮阳、填精补髓、养血润燥。主治性欲低下，阳痿。

复元汤

【组成】怀山药 50g，肉苁蓉 20g，菟丝子 10g，核桃仁 2 个。

【制法用法】水煎服。日 1 剂。

【功效主治】补肾壮阳、填精补髓。主治肾精亏损之性欲低下。

养血返精丸

【组成】补骨脂（炒）30g，白茯苓（为末）15g，没药 8g。

【制法用法】没药以无灰酒浸约 1 指煮化和补骨脂、白茯苓末做丸如梧桐子大。每日 1 次，每次 30 丸，白汤送服。

【功效主治】养血、补肾、益精。主治性欲低下。

仙鹿汤

【组成】仙茅 10g，补骨脂 12g，鹿角胶（烊化冲服）、肉苁蓉各 15g，黄精 20g。

【制法用法】水煎。每日 1 剂，日分 2 次温服。2 个月为 1 疗程。

【功效主治】益精补髓。主治阴精亏虚型性欲低下。

紫石英助阳方加减

【组成】熟地黄、山药、山茱萸、枸杞子、鹿角胶、菟丝子、杜仲、当归、肉桂、肉苁蓉、黄狗肾等各适量。

【制法用法】水煎服。日1剂。

【功效主治】滋阴、壮阳、益精。主治性欲低下。

仙茅甘草汤

【组成】仙茅10g，甘草15g。

【制法用法】水煎。每日1剂，分2次温服，20剂为1个疗程。

【功效主治】补肾助阳、益精血。主治肾阳虚损型性欲低下。

壮阳汤加减

【组成】淫羊藿、覆盆子、枸杞子、补骨脂、杜仲、玉竹各等份。

【制法用法】水煎服。日1剂。

【功效主治】补肾壮阳、益筋强肾。主治性欲低下。

小肉苁蓉散加减

【组成】肉苁蓉、枸杞子、天雄、石斛、远志、川续断、原蚕蛾、菟丝子、熟地黄等适量。

【制法用法】水煎服。日1剂。

【功效主治】滋补肾阴。主治性欲低下。

二、菜肴药膳偏验方

牛髓膏

【组成】炼牛髓200g，核桃肉200g，杏仁泥200g，山药末250g，炼蜜500g。

【制法用法】将炼牛髓、核桃肉、杏仁泥、山药末、炼蜜共捣成膏，以锅盛汤小火煮1天。每服1匙，早晚（空腹服用）各1次。

【功效主治】安神补血。适用于性功能低下。

药制羊肾

【组成】山羊肾1个，杜仲1g，小茴香0.5g，巴戟肉1g，韭菜子0.5g，炒食盐适量。

【制法用法】将羊肾从内侧剖开，洗净，去筋膜。将诸药与食盐放入后，用线扎紧，置容器内蒸30~50分钟，去净肾内药物，切成片于晚间食用。每周服1~2次。

【功效主治】补益肝肾、益精血。适用于性欲减退等。

归参炖牛鞭

【组成】牛鞭1具，党参、当归、杜仲各15g，花生油、葱、姜、蒜、料酒、盐、味精各适量。

【制法用法】洗净牛鞭，切小段；洗净睾丸，切成片，下热油锅和葱、姜、蒜、料酒、盐一起煸炒，加适量水和当归等3种药物共炖熟。饮时撒味精。每周1具，早晚各服1次，吃肉饮汤。

【功效主治】补肾血、益肝肾。适用于肾虚所致的男性功能低下等症。

冰糖炖牛鞭

【组成】牛鞭1具，冰糖50g。

【制法用法】将新鲜牛鞭放入冷水中浸泡约半小时，然后洗净。纵切开口，把尿道内膜取出，弃掉，再冲洗数遍。然后将牛鞭投入砂锅中，放水适量，置火上煮沸，七八成熟时取出晾凉，再切成薄片。再换铁锅放火上，用冰糖渣与牛鞭片同炒片刻，加水适量，炖至熟烂取出，放容器内晾凉即成胶冻状，分次切块食用。每周 1 具，早晚各服 1 次。

【功效主治】补肾壮阳。适用于性欲低下、阳痿等。

韭菜炒虾肉

【组成】虾肉 50g，韭菜 250g。

【制法用法】用水泡软虾肉，锅中的油热后，虾肉与切好的韭菜同炒，加盐等调味品。佐餐食用，可常食用。

【功效主治】滋阴壮阳。适用于肾阳不足型性欲低下。

虾炖豆腐

【组成】虾 15g，豆腐 3 块。

【制法用法】虾洗净，豆腐切成块，加葱、姜、盐共炖。随意食用。

【功效主治】壮肾阳。适用于肾阳虚衰型性欲低下。

罗汉大虾

【组成】对虾 12 个，鱼泥 60g，鸡蛋清 1 个，豆苗 12 棵，火腿末 3g，油菜末 3g，油菜叶 150g，清汤 150g，味精适量，料酒 15g，玉米粉 15g，白糖 15g，熟猪肉 45g，姜丝 6g，食盐适量。

【制法用法】将罗汉大虾去头、皮、肠子，留下尾巴，切开，剁断虾筋，挤干水分，撒些味精。先两面蘸玉米粉，再放在鸡蛋清之中蘸一下，最后把背面蘸上面包渣，码在盘子里。将鱼泥用蛋清、玉米粉、味精、盐、熟猪油拌成糊，抹在对虾上，在糊面中间放一根火腿丝，两旁各放 1 根黄瓜皮丝，外面在各放一根火腿丝。然后用筷子按 1 遍。将对虾用干净温油炸熟。盘中先放好生菜叶，把对虾剁成两段，对齐码成圆圈即可。佐餐食用。

【功效主治】壮肾阳。适用于肾阳虚之性欲减退等。

五香羊肉

【组成】肥羊肉适量，五香粉、葱、姜、茴香、酱油各适量。

【制法用法】肥羊肉去脂膜，蒸熟，切片，加入上述调味品，小火煨 30 分钟，即可食用。佐餐食用。

【功效主治】补肾阳。适用于肾阳虚衰型性欲低下。

三、粥汤药膳偏验方

羊脊髓粥

【组成】羊脊髓（或猪、狗脊髓）50~100g、糯米、调料适量。

【制法用法】羊脊髓洗净切细，糯米淘净，同煮熬粥，随习惯加调料食之。晚餐食之最佳。

【功效主治】补肾益精血。主治肾精亏损的性功能低下。

人参粥

【组成】人参末 3g，粳米 100g，冰糖适量。

【制法用法】上药同入砂锅煮粥。每天 1 剂。

【功效主治】补血益精。适用于性功能减退。

【注意】阴虚火旺或炎热夏季，不宜服食；不宜同时服食萝卜和茶叶。应选用砂锅煮粥。

炒鸡肠

【组成】鸡肠5付，葱、姜、黄酒、味精、盐等各适量。

【制法用法】用醋或盐洗鸡肠，切成小块，下锅，小火炒熟，加入调料即可食用。随意服食。

【功效主治】活血补气益精。适用于肾气不固型性欲低下。

枸杞鸽肉汤

【组成】枸杞子30g，鸽子1只。

【制法用法】将鸽子去毛及内脏，与枸杞子放置盅内加水适量，隔水炖熟，吃肉喝汤。随意食用。

【功效主治】滋补肝肾、壮肾阳。适用于肝肾两虚型性欲低下。

猪肉鹿茸羹

【组成】瘦猪肉30g，鹿茸0.15g，鹌鹑蛋5个。

【制法用法】鹿茸加开水适量，隔水炖至溶化，瘦猪肉剁成肉末，待鹿茸汤煮沸后加猪肉末煮熟；将鹌鹑蛋去壳调匀加入其中，再用淀粉勾芡成羹，调味食用。随意食用。

【功效主治】壮肾阳、补精髓。适用于肾虚精亏型性欲低下。

羊鞭汤

【组成】羊鞭2具、葱、姜、料酒等调味品各适量。

【制法用法】将羊鞭去内膜洗净，加调味品和适量水煨汤。吃鞭饮汤。

【功效主治】滋补肾阳。适用于肾阳不足型性欲低下。

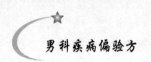

虫草乌鸡汤

【组成】冬虫夏草、人参、淫羊藿各适量，乌鸡1只。

【制法用法】将药及乌鸡加水炖服。早、晚各服1次，服汤食肉。

【功效主治】补肝肾、壮肾阳。适用于性功能减退。

沙苑炖鲤汤

【组成】雄鲤鱼 500g，潼沙苑 25g，肉苁蓉 25g，巴戟天 15g，枸杞子 10g，生姜 25g。

【制法用法】将雄鲤鱼剖肚去脏，注意保留鲤鱼鳘（即雄性精子，为囊形白色浆状物）。洗净后，加上药及清水2大碗，共炖熟，弃药渣。食肉饮汤。

【功效主治】滋补肝肾、益精血。适用于性欲低下，阳痿，早泄等症。

山斑鱼汤

【组成】山斑鱼 1000g，枸杞子 15g，怀山药 30g，肉苁蓉 15g，生姜1片。

【制法用法】洗净山斑鱼，加枸杞子、怀山药、肉苁蓉、生姜，适量水，用小火炖熟。加味精、盐各适量。睡前餐佐。

【功效主治】补肾、滋阴、壮阳。适用于性功能低下。

苁蓉羊肉汤

【组成】肉苁蓉 10g，羊肉 200g。

【制法用法】适量水，用小火炖熟。加味精、盐各适量。日服1次，5天~7天为1疗程。

【功效主治】补肾阳。适用于性功能低下。

四、茶饮药膳偏验方

参茶

【组成】人参 15g，茶叶 5g。

【制法用法】水煎服。日服 1 剂。

【功效主治】补气安神、益肾阳。适用于肾阳不足的性欲低下。

杞子绿茶

【组成】枸杞子 15g，绿茶 3g。

【制法用法】将上 2 味放入一茶杯内，用沸水冲泡，加盖温浸 15 分钟，趁热频频饮用。日服 1 剂，代茶饮用。

【功效主治】滋补肝肾。适用于肝肾不足所致性欲减退。

蜂蜜芹汁饮

【组成】蜂王浆、蜂蜜各适量，芹菜汁 200ml。

【制法用法】先将蜂王浆放在杯内，用少许蜂蜜将其融化开，再将此融化开的蜂王浆和入芹菜汁内，多搅和即可饮用。夏天饮用时加水，特别疲劳时饮则更好。每日服 1 剂，代茶饮用。

【功效主治】健脾益肾。适用于脾肾两虚所致性欲低下等。

苹果饮

【组成】苹果 200g，胡萝卜 150g，牛乳 100ml，鸡蛋黄 1 个，人参酒 30ml，蜂蜜适量。

【制法用法】将固体原料切碎后，与液体原料一同放果汁机制汁，并可酌加冷开水即成。每日服 1 剂，代茶饮用。

【功效主治】益气补肾。适用于性功能低下，阳痿。

胡萝卜饮

【组成】胡萝卜 150g，橘子 100g，苹果 200g，牛乳 100ml，人参酒 30ml，蜂蜜适量。

【制法用法】将固体原料切碎后，与液体原料一同放果汁机制汁，并可酌加冷开水即成。每日服 1 剂，代茶饮用。

【功效主治】益气补肾。适用于性功能低下。

五、药酒偏验方

枸杞地黄酒

【组成】枸杞根、生地黄、甘菊花各 50g，糯米 2500g。

【制法用法】将枸杞根、生地黄、甘菊花捣碎，加水 5000ml，煮取汁 2500ml，以汁调糯米 2500g，蒸八分熟，拌入细曲，常法酿酒，待熟澄清装瓶。每天适量饮用。

【功效主治】活血、补肝肾。适用于性功能低下。

生地酒

【组成】肥生地 200g，制何首乌 250g，曲 50g，黄米 1250g。

【制法用法】上药煎取浓汁，同曲、黄米常法酿酒，密封器中，5~7 天后弃药渣装瓶备用。宜先饮其中绿色汁液（精华）。每天 3 次，每次 10~20ml。

【功效主治】补肝肾、益精血。适用于肝肾精血亏损的性功能低下。

仙茅益智仁酒

【组成】仙茅、怀山药各30g，益智仁20g，白酒（或米酒）1000ml。

【制法用法】将上3味药加工碎，浸于酒中，封盖，置阴凉处，每日摇动1次。10天后便可饮用。每日早、晚各1次，每次饮服10~20ml。

【功效主治】滋阴补肾、助阳益精。适用于性功能低下。

甘菊花酒

【组成】甘菊花、枸杞子、巴戟天、肉苁蓉各90g，白酒2000ml。

【制法用法】巴戟天去心，与上药共捣成粗末，装布袋，置干净容器中，用酒浸泡，密封口，7天后添开水1500ml，弃药渣，装瓶饮用。每天早晚各1次，每次空腹温服10~20ml。

【功效主治】滋阴肾阳。适用于下元虚冷之性欲低下。

淫羊藿酒

【组成】淫羊藿50g，米酒500ml。

【制法用法】将淫羊藿置米酒中浸泡，20日后可饮服。每天1次，每次10~25ml。

【功效主治】壮肾阳。适用于性欲低下等。

蚂蚁酒

【组成】蚂蚁（干品）20g，白酒500ml。

【制法用法】将夏季晒干的蚂蚁浸入白酒中，1个月后滤弃蚂

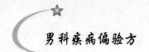

蚁饮用。立冬后，每天饮用 20ml。

【功效主治】活血补肾。适用于性功能低下。

磁石酒

【组成】磁石 1500g，清酒 15000ml。

【制法用法】将磁石研末，浸入酒中渍 10 余日。每天 1 次，每次适量饮用。

【功效主治】滋补肝肾。适用于肝肾阴亏所致性欲低下。

熟地酒

【组成】大熟地 250g，沉香（或檀香）3g，枸杞子 120g，白酒 3000ml。

【制法用法】上药置干净容器中，用酒浸泡，封口，10 天以后可饮用。每天 1 次，每次适量饮用。

【功效主治】补肾益精。适用于精血不足所致性功能减退。

对虾淫羊藿酒

【组成】新鲜对虾 1 对，白酒 250ml，淫羊藿 30g。

【制法用法】将对虾洗净，置瓶中，加白酒密封浸泡 1 周。随酒量服，酒尽时，烹虾分顿食。

【功效主治】壮肾阳。适用于性功能减退、阳痿、遗精等。

苁蓉酒

【组成】肉苁蓉 50g，川牛膝 40g，巴戟天（炒黄）、橘红各 30g，炮姜、肉桂、菟丝子、制附子、肉豆蔻仁各 20g，补骨脂、楮实各 25g，蛇床子、木香各 15g，鹿茸（去毛酥炙）10g，白酒 1500ml。

【制法用法】上药共捣成粉末，装布袋，置干净容器中，用酒浸泡，封口，5~7 天取出，弃药渣饮用。每天早晚各 1 次，每次空腹温饮 10~15ml。

【功效主治】滋补肝肾、壮肾阳。适用于肝肾虚损之性冷淡。

石燕酒

【组成】石燕 2~5 只，高粱酒 100ml，盐、姜、葱、醋各适量。

【制法用法】石燕去毛和内脏，加四味炒熟，用酒浸泡 3 天。每晚睡前适量饮用。

【功效主治】补肾血。适用于性功能减退等症。

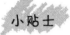

性欲低下患者生活起居要点

1. 生活调养平常应注重精神调养，清心寡欲，丰富文体活动，陶冶情操，勿劳力、劳神及房劳过度，戒除手淫，同时应保持正常的性生活。既病之后，则应对本病有正确认识，消除疑虑，树立战胜疾病的信心。在医师的指导下找出病因，并针对病因，积极纠正不合理的生活方式与坏习惯。解除思想顾虑，协调夫妇性生活关系。

2. 体育锻炼对于性欲的影响十分明显。合理恰当的体育锻炼既可使体质强壮，尤其可使中枢神经系统的兴奋和抑制过程均衡地增强，对保持正常性欲的意义十分重大。

但是，过度疲劳又可成为性欲低下的原因之一。故坚持适合于个人耐受的体育锻炼，确有壮身、防老、愈病的作用。

3. 因本病与体质、营养的关系亦很密切，故饮食宜富含营养而易于消化吸收，且宜多样化，切不可盲目忌口而导致营养不良。但应避免生冷寒凉及刺激性食品。

4. 树立信心要求病人正确认识这类疾病的本质，解放思想，消除疑虑，建立信心，努力按照医生嘱咐坚持治疗。

5. 解除思想顾虑。性生活是人类生活中的一部分，有些人对性缺乏正确的认识，或受封建思想的束缚，对性无所要求，或者因为自己信心不足，性行为内疚，情绪低沉，或对性生活有所顾忌等，严重影响性活动，故对这些人讲清道理，解除思想顾虑，恢复正常性生活。特别是对那些求治前盲目地自行隔房禁欲，又无效果，甚至反为加重的患者，应在精神疗法的基础上，鼓励其每周1~2次的性生活，并指导其适当的性交方法，暗示其成功，有的即可成为痊愈的起点。

6. 协调夫妇性生活关系。在夫妇性生活过程中，如果男性缺乏性的要求，相对会表现女性的性欲增强，性生活会发生不协调。这时女方不应责难和歧视男方，而应鼓励体贴、关怀丈夫，使他消除紧张的情绪，并密切配合医生，坚持治疗。对于因为大脑皮层和脊髓功能紊乱所致性功能低下的病人，应停止性交或避免性活动一段时间，这有利于调节功能性紊乱。

第十章　男性更年期综合征

男性更年期综合征是指男子从中年到老年的过渡时期，由于肾气渐衰，脏腑失调而出现以性功能减退、精神神经症状和全身症状为主的一类病证。现代医学认为，男性在40~55岁之间，出现性腺功能由盛而衰的转变过程，并相应出现由此而引起的情绪、心理、精力、食欲、体力和性欲等一系列临床症状，称之为男性更年期综合征。中医辨证多为脾肾阳虚，肝肾阴虚等所致。

男性更年期的辨证分型一般可分为以下3型。

1. 肝肾阴虚，虚火上炎

主要表现：形体较瘦，心悸烦闷，失眠多梦，头晕目眩，耳鸣健忘，腰膝酸软，五心烦热，潮热盗汗，咽干口燥，遗精，暴躁易怒，性欲减退，舌红少苔，脉虚弦等。

2. 肝郁脾虚，精血失调

主要表现：急躁易怒，善太息，胸闷胁痛，脘腹胀满，纳食不佳，便稀或溏，腰膝酸软，遗精，性欲减退，或见恶心，呕吐，倦怠乏力，心悸汗出；脉象弦滑，苔白或厚腻。

3.肾精虚衰，阴阳两虚

主要表现：形体较胖、形寒肢冷、颜面或下肢水肿、面色不华、性格内向、沉默寡言、精神萎靡，腰膝酸软，不耐劳动，性欲低下、肾虚阳痿，小便频多、大便溏泻或泄泻便秘交替出现。耳轮干枯，齿摇发脱，舌淡暗，苔白而干，脉沉细无力。

一、中药内服偏验方

既济汤

【组成】制何首乌、熟地、枸杞子、女贞子、磁石、合欢花、夜交藤各15g，酸枣仁、柏子仁各12g，五味子6g。

【制法用法】水煎内服。每日1剂。

【功效主治】补肝肾、益精血、安神。主治男性更年期综合征。

二仙汤加减

【组成】知母、黄柏各10g，仙茅、当归、巴戟天、枸杞子、女贞子、菟丝子、鹿角胶（烊化）各12g，淫羊藿、益智仁各15g，甘草6g。

【制法用法】水煎内服。每日1剂。

【功效主治】滋补肾阴、安神。主治男性更年期综合征。

滋补肝肾汤

【组成】菊花、茯苓各6g，枸杞、桑椹、当归各7.5g，熟地10g，山药、生龙骨、生牡蛎各15g。

【制法用法】水煎服。每日1剂。

【功效主治】祛热湿、安神补肾。主治男性更年期综合征。

百合固金汤

【组成】生地、熟地、麦冬、百合、白芍、玄参各 9g，当归、贝母、桔梗各 3g。

【制法用法】水煎内服。每日 1 剂。

【功效主治】温阳补肾、安神。主治男性更年期综合征。

二仙二陈汤

【组成】仙茅、淫羊藿、茯苓各 15g，当归、巴戟天、半夏、陈皮各 10g，黄柏、知母各 6g，炙甘草 3g。

【制法用法】水煎内服。每日 1 剂。

【功效主治】温阳补肾、益精血。主治男性更年期综合征。

宁心安神汤

【组成】茯苓、首乌、夜交藤、珍珠母各 15g，麦冬、酸枣仁、天冬、柏子仁、五味子各 6g，炙远志、菖蒲各 5g。

【制法用法】水煎服。每日 1 剂。

【功效主治】安神补肾、益精血。主治男性更年期综合征。

疏肝解郁汤

【组成】柴胡、青皮、枳壳、远志各 10g，郁金、焦三仙、钩藤各 15g，炒枣仁 20g。

【制法用法】水煎服。每日 2 次，早晚空服。

【功效主治】疏肝解郁。主治男性更年期综合征。

温阳汤

【组成】仙茅、补骨脂、茯苓、枸杞子、杜仲各 6g，淫羊藿、灵芝、山药各 15g。

【制法用法】水煎服。每日 1 剂。

【功效主治】温阳补肾。主治男性更年期综合征。

芍药黄芪建中汤

【组成】芍药 20g，黄芪、桂枝、生姜各 10g，炙甘草 6g，大枣 12 枚。

【制法用法】水煎服。每日 1 剂。

【功效主治】祛瘀、通经。主治男性更年期综合征。

外台补肾方

【组成】磁石、大豆各 15g，生姜、防风、五味子、玄参、丹皮各 10g，桂心、炮附子各 6g。

【制法用法】水煎服。每日 1 剂。

【功效主治】祛风解表、胜湿。主治男性更年期综合征。

益肾汤

【组成】熟地、山药各 20g，仙茅、淫羊藿、巴戟天、白菊花各 15g，浮小麦、山萸肉、茯苓各 10g，甘草、肉桂各 6g，大枣 5 个。

【制法用法】水煎服。每日 1 剂，每剂 2 煎。

【功效主治】益肾安神。主治男性更年期综合征。

知柏地黄丸合生脉散

【组成】生地、沙参、麦冬、五味子各 15g，丹皮、茯苓、知母、泽泻、山萸肉、黄柏各 10g。

【制法用法】水煎服。每日 1 剂，每剂 2 煎。

【功效主治】益精血安神。主治男性更年期综合征。

疏肝散郁汤

【组成】柴胡、郁金、炙甘草、石菖蒲、白术、陈皮各 10g，茯苓、白芍、白菊花、当归各 15g，薄荷 6g，生姜 3 片。

【制法用法】水煎服。每日 1 剂，每剂 2 煎。

【功效主治】疏肝散郁。主治男性更年期综合征。

枸杞女贞汤

【组成】砂仁 6g，桑椹、茯苓各 10g，枸杞子、女贞子、白菊花、丹参、熟地、龟甲各 15g，当归 20g。

【制法用法】水煎服。每日 1 剂，每剂 2 煎。

【功效主治】行气、宁心安神。主治男性更年期综合征。

温补二天汤

【组成】仙茅、淫羊藿、党参各 15g，附子、白术、陈皮、首乌各 9g，肉桂、五味子、干姜、炙甘草各 6g。

【制法用法】水煎服。1 日 1 剂。

【功效主治】养血滋阴。主治男性更年期综合征。

滋肾补阳汤

【组成】生龙牡、龟甲各 15g，熟地、桑椹各 12g，茯苓 7.5g，丹参 10g，白菊花、天麻、丹皮、枣皮各 5g。

【制法用法】水煎服。每日 1 剂，每剂 2 煎。

【功效主治】滋肾补阳。主治男性更年期综合征。

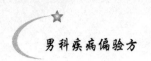

桂甘龙牡汤

【组成】桂枝、甘草、牡蛎各9g，龙骨15g。

【制法用法】水煎服。每日1剂。

【功效主治】补肾、益精血。主治男性更年期综合征。

二、菜肴药膳偏验方

金橘根煲猪肚

【组成】金橘根30g，猪肚100~150g。

【制法用法】上2味洗净切块，水4碗煲至1碗半，食盐少许调味。饮汤吃肉。

【功效主治】行气散结。主治男性更年期综合征。

黄精山药炖鸡

【组成】黄精15~30g，山药100~200g，鸡一只或半只。

【制法用法】将鸡洗净切块，用上药放入盘中，隔水炖熟，调味服食。分两次食用，隔天1剂，连服数剂。

【功效主治】滋补脾肾、涩精。适用于男性更年期综合征。

合欢花蒸猪肝

【组成】合欢花12g，猪肝片120g。

【制法用法】合欢花放碟中加清水泡4~6小时，再将猪肝片同放碟中，调味，隔水蒸熟。食猪肝。

【功效主治】疏肝理气、滋阴补阳。主治男性更年期综合征。

鸭肫散

【组成】鸭肫（鸡、鹅亦可，连其内金更佳）。

【制法用法】鸭肫焙干研粉。每服 5~10g，每日 3 次。

【功效主治】滋补肾阴。适用于男性更年期综合征。

三、粥汤药膳偏验方

荔枝粥

【组成】干荔枝肉 50g，山药、莲子各 10g，大米 50g。

【制法用法】将前三味捣碎，加水适量煎至烂熟时，加大米粥。每晚服食，经常食用。

【功效主治】清火补肾。适用于男性更年期综合征。

沙参玉竹粥

【组成】沙参 15g，玉竹 15g，粳米 60g。

【制法用法】将沙参、玉竹用布包好，同粳米煮粥食。每日 1 次，连服数日。

【功效主治】清热养阴。适用于男性更年期综合征。

牛百叶橘叶糯米麦粥

【组成】牛百叶 150g，橘叶 15g（或黄皮树叶 15g，或鲜佛手 10g），糯米、小麦各适量。

【制法用法】牛百叶洗净切块，橘叶、糯米、小麦洗净煮粥，调味服食。每日 1 次，连服数日。

【功效主治】补肾阳。适用于男性更年期综合征。

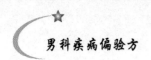

首乌炖蛋汤

【组成】首乌 20g，枸杞子 20g，大枣 10 枚，鸡蛋 2 个。

【制法用法】加水适量同煮，蛋熟后去壳再煮，将水煮至 1 碗，去药渣调味，饮汤食蛋。每日 1 次，连服数日。每天 1 次，连服 15 天。

【功效主治】滋阴养血。适用于男性更年期综合征。

四、茶饮药膳偏验方

人参皂苷茶

【组成】人参、皂苷、茉莉、花茶各等份。

【制法用法】市售成品。不拘时，随意频饮之。

【功效主治】益气、补血、安神。适用于男性更年期综合征。

人参茶

【组成】人参 5g。

【制法用法】将人参切薄片，放入保温杯中，沸水冲泡，盖焖 30 分钟。代茶频饮。

【功效主治】补血益气。适用于男性更年期综合征。

淫羊藿茯苓茶

【组成】淫羊藿 40g，茯苓 20g，枣 3 个。

【制法用法】将上药混合后，加入 630ml 的水，以温火煎，煎至剩下 180ml 的水汤时取出，每天服少许，不久之后，烦恼必会消失。

【功效主治】滋补肾阳。适用于男性更年期综合征。

淫羊藿枸杞茶

【组成】淫羊藿 10g，枸杞 20g。

【制法用法】水煎服。每日 1 剂。

【功效主治】滋阴壮阳。适用于男性更年期综合征。

二子延年茶

【组成】枸杞子、五味子各 6g，白糖适量。

【制法用法】将 2 味捣烂，沸水冲泡。当茶饮。

【功效主治】滋补强壮。适用于男性更年期综合征。

沙苑子茶

【组成】沙苑子 10g。

【制法用法】洗净捣碎，沸水冲泡。代茶饮。

【功效主治】温补肝肾、固精。适用于男性更年期综合征。

菟丝子茶

【组成】菟丝子 10g。

【制法用法】洗净后捣碎，加红糖适量，沸水冲泡。代茶饮用。

【功效主治】补肾益精。适用于男性更年期综合征。

牛乳红茶

【组成】鲜牛乳 100ml，红茶、食盐适量。

【制法用法】先把红茶用水熬浓汁，再把牛乳煮沸，盛在碗里，加入红茶，同时加入少许食盐，和匀。当茶饮用。

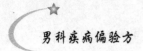

【功效主治】滋补强壮。适用于男性更年期综合征。

延年益肾茶

【组成】制何首乌、大枣、红糖各 50g。

【制法用法】将红糖用适量的温开水溶开，浸前 2 味药 1 周，1 周后，将药取出晒干，再反复浸晒，以糖尽为佳，后研细末备用。每次 10g，冲入开水饮之。

【功效主治】补肝肾，益精血。适用于男性更年期综合征。

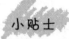

男性更年期综合征患者生活起居要点

1. 生活调养要明确进入更年期后，这是一种可能出现的生理衰退现象，并不是什么了不起的事，应保持愉快和稳定的情绪，学会控制情绪，解忧与防忧，减少精神创伤和避免强烈的精神刺激。合理安排工作和休息，睡眠、学习与工作都要有节奏，不可过度劳累，亦不可过度安逸，终日无所事事会导致更为痛苦的精神境地。多参加文娱社交活动，颐养身心，培养多方面兴趣，以分散集中于各种不适应症状的注意力，并能防止与克服孤单与寂寞造成的抑郁焦虑感。协调家庭生活，减少不良刺激，以防止情绪波动；对性生活则需要相互体贴，而不可纵欲，但也不必惜精如命，过分抑制生物本能同样对健康不利，最好把性生活控制在最低生理需要的限度内。

2. 体育运动有松弛精神紧张，恢复体内平衡，增强体质，延迟衰老的作用，应坚持不懈。运动项目与强度视个人爱好与能力而定，中老年保健操、太极拳、八段锦、散步、慢跑、气功等尤为适宜。

3. 更年期症状出现的迟早和严重程度与身体其他脏器的许多慢性病有关，如高血压、动脉硬化、神经衰弱等。这些疾病与本病常同时存在，故饮食应有所调节，以清淡素食为主，饮量适宜，防止肥胖；忌生冷寒凉及肥甘厚味、辛温煎炸、烟、酒、咖啡等刺激性食物，应尽可能戒除。但应保持营养，不宜盲目忌口，以至造成营养不良，加速衰老过程。

4. 对更年期要有正确的认识，解除不必要的疑虑，合理安排生活，起居有常，生活有节，劳逸结合，同时根据自己的身体状况，参加一些力所能及的劳动，以及适合的文体活动，提高自身的调节能力和适应能力，此病是完全可以好转和痊愈的。

参考书目

《寿世保元》

《医方考》　　　　　　　　白求恩医科大学学报

《丹溪治法心要》　　　　　中国中西医结合杂志

《脉因证治》　　　　　　　陕西中医

《简明医彀》　　　　　　　江西中医药

《备急千金要方》　　　　　云南中医中药杂志

《奇效良方》　　　　　　　中国中医药信息杂志

《施丸端效方》　　　　　　上海中医药杂志

《证治准绳》　　　　　　　甘肃中医

《世医得效方》　　　　　　实用中医药杂志

《明医指掌》　　　　　　　中医研究

《古今医鉴》　　　　　　　中医函授通讯

《医学妙谛》　　　　　　　上海医学

《太平惠民和剂局方》　　　吉林中医药

《太平圣惠方》　　　　　　中药材

《普济本事方》　　　　　　四川中医

《仁斋直指方论（附补遗）》　湖南中医学院学报

《男子壮阳回春小绝招》　　甘肃中医学院学报

《肾病中医保健》　　　　　新疆中医药

《肾病效验秘方》　　　　　中国乡村医生

《男女保健小验方》　　　　贵阳中医学院学报

辽宁中医杂志　　　　　　　湖南中医药导报

中医杂志　　　　　　　　　云南中医学院学报

黑龙江中医药　　　　　　　浙江中医学院学报

浙江中医杂志　　　　　　　中医外治杂志

福建中医药　　　　　　　　中医药研究

广西中医药　　　　　　　　陕西中医函授

河北中医　　　　　　　　　中医药学报